LA MÉNOPAUSE

Tome 2

LA CINQUANTAINE AU FÉMININ

De la même auteure:
La ménopause mieux comprise, mieux vécue
© Édimag inc., 1992

Son andropause mieux comprise, mieux vécue
© Édimag inc., 1993

L'ostéoporose, comment la prévenir, la soulager
© Édimag inc., 1995

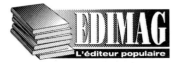

C.P. 325, Succursale Rosemont
Montréal (Québec), Canada H1X 3B8
Téléphone: (514) 522-2244
Télécopieur: (514) 522-6301
Internet: http://www.edimag.com

Éditeur: Pierre Nadeau
Mise en pages et couverture: Jean-François Gosselin
Réviseur: Camille Gagnon

Dépôt légal: premier trimestre 1997
Bibliothèque nationale du Québec
Bibliothèque nationale du Canada

© Édimag inc., 1997
Tous droits réservés pour tous pays
ISBN: 2-921735-39-3

LUCETTE PROULX-SAMMUT

LA MÉNOPAUSE
Tome 2

LA CINQUANTAINE
AU FÉMININ

**DES RÉPONSES AUX FEMMES
POUR CETTE IMPORTANTE ÉTAPE
DE LA VIE**

DISTRIBUTEURS EXCLUSIFS

Pour le Canada et les États-Unis
Les Messageries **adp**
955, rue Amherst
Montréal (Québec) H2L 3K4
Téléphone: (514) 523-1182
Télécopieur: (514) 939-0406

Pour la Suisse
Transat S.A.
Route des Jeunes, 4 Ter
C.P. 1210
1 211 Genève 26
Téléphone: (41-22) 342-77-40
Télécopieur: (41-22) 343-46-46

Pour la France et la Belgique
Diffusion Dilisco
122, rue Marcel-Hartmann
94200 Ivry sur Seine
Téléphone: 49-59-50-50
Télécopieur: 46-71-05-06

Table des matières

Introduction

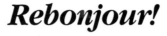

Rebonjour!

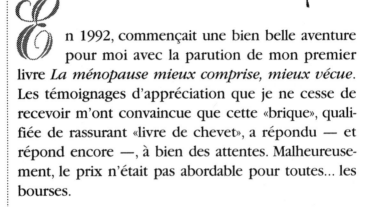

E n 1992, commençait une bien belle aventure pour moi avec la parution de mon premier livre *La ménopause mieux comprise, mieux vécue*. Les témoignages d'appréciation que je ne cesse de recevoir m'ont convaincue que cette «brique», qualifiée de rassurant «livre de chevet», a répondu — et répond encore —, à bien des attentes. Malheureusement, le prix n'était pas abordable pour toutes... les bourses.

Mon éditeur, Pierre Nadeau, a donc eu l'heureuse idée de me proposer de reprendre, sous la formule questions/réponses, une bonne partie de son contenu, et j'ai accepté avec plaisir. On ne trouvera pas dans cette approche, forcément concise, la profondeur et la chaleur de *La ménopause mieux comprise, mieux vécue*. Par contre, ceux et celles qui le désirent accéderont très rapidement à de l'information claire et objective.

La ménopause a été longtemps un sujet tabou. Cependant, depuis le début des années 80 tout particulièrement, s'est dessinée une nouvelle ouverture. La ménopause est et restera un sujet de grande actualité. En cette fin de siècle, savez-vous qu'au Québec, à toutes les 5 minutes 12 secondes, un baby-boomer franchira le cap de la cinquantaine, soit 101 077, et qu'au Canada, cette année seulement, 369 329 baby-boomers auront 50 ans à toutes les 1 minute et 25 secondes? Vous en êtes un(e)?

À votre tour de dédramatiser et d'apprivoiser ces importantes étapes de transition que sont la ménopause... et l'andropause, et surtout de vous outiller le mieux possible. Les stratégies, en plus de l'information, qui sont développées dans ce petit livre devraient vous inviter à une prise en charge personnelle, intelligente et responsable.

Le tome 1, aujourd'hui, dépeint le paysage de la ménopause en sortant les mythes des mites et se penche sur les manifestations spécifiques qui y sont associées sur le plan physiologique et sexuel. L'incontournable problématique du traitement hormonal ne pouvait pas être passée sous silence; vous y trouverez un éclairage honnête qui devrait alimenter votre réflexion. Plus que jamais, savoir c'est se donner du pouvoir!

Il n'est pas rare qu'à la ménopause émerge une femme nouvelle. La chrysalide (même enfermée dans un cocon de soie) éclate et se transforme en papillon flamboyant et libre, prêt à découvrir de nouveaux horizons.

Cette métamorphose sera davantage explorée dans le tome 2. D'ici là, bonne lecture!

Chapitre

La ménopause

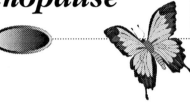

1. Que veut dire le mot ménopause?

Un certain C.P.L. Garganne de Paris aurait le premier, en 1812, utilisé le mot «ménespausie» pour le substituer aux anciennes dénominations dont la cessation des menstruations était affublée: époque critique, cessation des mois, cessation des règles, retour d'âge, déclin de l'âge, verte vieillesse, enfer des femmes, mort du sexe, temps critique, etc. Puis le terme «ménopause» a pris la relève et est inscrit, depuis 1823, dans la langue française. Il provient du grec *mên, menos* signifiant **mois** (d'où *mêniaia* pour **menstruations)** et *pausis* signifiant **cessation**. Les dictionnaires modernes donnent des définitions qui se rapprochent assez les unes des autres en mettant l'accent sur l'arrêt physiologique des fonctions menstruelles.

2. La ménopause est-elle un phénomène universel?

Toutes les femmes du monde qui atteignent cet «âge vénérable» seront ménopausées, mais elles vivront cette période de transition comme une expérience individuelle plus ou moins positive. Même si la ménopause se vit universellement, les manifestations qui y sont rattachées ne sont pas toutes vécues de la même façon. Le paysage culturel semble vraiment teinter le processus de la ménopause selon les anthropologues qui ont mené des études interculturelles. Savez-vous qu'il n'existe même pas de mots japonais pour traduire nos fameuses bouffées de chaleur? Et savez-vous que des femmes immigrantes «transplantées» dans notre environnement sont aux prises avec nos manifestations ménopausiques nord-américaines? Il semble bien que notre perception occidentale du vieillissement, notre mode de vie, notre régime alimentaire, notre gestion du stress comptent pour autant de variables dans ce domaine comme dans tant d'autres. Toutefois, jusqu'à ce jour, le monde médical ne semble pas encore tirer beaucoup de «leçons» profitables de ce type d'information.

3. La ménopause est-elle une maladie?

Non, la ménopause, ce n'est pas une maladie! Pour la grande majorité des femmes, la ménopause peut être vécue comme un événement normal et naturel. Elle signe la fin des menstruations et de la période reproductive, mais comme le petit de l'humain est tellement plus long à élever que le petit animal, la nature prudente n'a-t-elle pas voulu limiter les risques? Sous l'angle de la médecine traditionnelle chinoise, la ménopause est définie, à juste titre, comme *un acte de sagesse du corps.* Il est vrai que la période d'installation de la ménopause implique des ajustements physiologiques et psychologiques, plus ou moins faciles et plus ou moins longs, à la suite du

débalancement hormonal qui la caractérise. La ménopause chirurgicale — dont nous reparlerons — peut
être, elle, plus symptomatique et problématique. Toutefois, dans un cas comme dans l'autre, nous nous
sentons beaucoup moins démunies quand nous en
comprenons le processus et que nous voulons vraiment nous occuper de nous. Cette «pause» constitue,
en effet, le moment idéal pour faire un bon bilan de
santé et un bon bilan de vie.

4. Peut-on associer la ménopause au début de la vieillesse?

**Non, la ménopause, ce n'est pas le début de la
vieillesse!** Vieillesse, ce mot appelle mille image!
Pensions-nous à 15 ans, comment nous serions à
50 ans? Comme c'était loin et inimaginable! Et vous y
voilà, ou presque... La vieillesse ne nous tombe pas
dessus un bon matin. On vieillit un tout petit peu,
chaque jour, depuis notre naissance. Le vieillissement,
une évolution naturelle, affecte tous les êtres hu-
mains, mais elle se manifeste différemment selon
l'individu, son hérédité, sa santé, son mode de vie... La
ménopause est un événement biologique ponctuel
qui s'insère dans cette évolution. On joue très fort sur
les cordes sensibles des femmes en faisant miroiter
cet idéal d'une éternelle jeunesse à maintenir, coûte
que coûte. Un jour ou l'autre, il faut bien décrocher
d'un passé qui laisse le présent de côté et l'accepter
sereinement cette confrontation avec soi-même, avec
cette femme de 40, 45, 50 ans ou plus que nous
sommes devenues. Et «pas si pire», malgré tout! Pour
les chinois, comme la sagesse s'accroît de la naissance
à la mort, seules les personnes âgées l'atteignent
puisque c'est le fruit de la vieillesse.

5. La ménopause signe-t-elle la fin de la sexualité?

Non, la ménopause, ce n'est pas la fin de la féminité, de la sexualité! Au fait, c'est quoi la féminité? Le vieux «mythe de la fin des règles» a longtemps correspondu à la fin de la jeunesse, à la fin de la féminité, à la fin de la sexualité. À la ménopause, plus de menstruations, plus de grossesses! De nombreuses femmes réagissent tristement à cette réalité du jamais plus, même si elles ne souhaitaient pas, depuis longtemps, une nouvelle maternité. La nature humaine est ainsi faite: on accepte difficilement qu'une chose soit irréversible. Mais, associer expressément la ménopause à l'heure de l'abstinence, comme à la perte de la libido, c'est une lamentable erreur. Une fois la ménopause installée, les capacités sexuelles de la femme restent, dans la majorité des cas, bien présentes. Les spécialistes s'accordent d'ailleurs à dire que la capacité sexuelle de la femme décline beaucoup plus lentement que celle de l'homme. «Ménopausée ou pas, on est toujours femme à 100 % de la tête aux pieds, du corps au cœur.»

6. La ménopause correspond-elle à la fin de la productivité?

Non, la ménopause, ce n'est pas la fin de la productivité! Fin de la fertilité = fin de la productivité? Équation trop facile. D'abord, est-ce qu'on s'entend sur le sens accordé à la productivité? Si l'on pense au marché du travail, il est vrai qu'il n'accueille pas toujours les femmes d'âge mûr à bras ouverts; on oublie que, parmi les femmes qui finissent par se juger inutiles, parce que la société les juge inutiles, nombre d'entre elles débordent de talents, de connaissances et d'expérience. Elles sont justement à l'âge qui confirme des acquis exceptionnels. Être ménopausée n'empêche aucunement de poursuivre une vie professionnelle et sociale active et dynamique. D'ailleurs, combien de femmes au tournant de la quarantaine et de la cinquantaine suscitent toujours notre admiration (parfois notre envie), autant par leur allure physique, leur énergie débordante que par la qualité de leurs réalisations? Et qui plus est, elles ne cachent plus leur âge... l'âge d'exploiter toutes leurs autres fécondités!

7. À la ménopause, est-ce qu'on devient folle?

Non, à la ménopause, on ne devient pas folle! Plus sensible, plus émotive, plus vulnérable, c'est possible... Tous les chambardements qui se bousculent au mitan de la vie et qui ont une incidence sur les habitudes familiales, sociales, professionnelles remettent tout en question. La femme, «conjointe de», «fille de», «mère de», «grand-mère de», «collègue de», se retrouve sur la sellette et se sent, certains jours, très fragile. La charge émotive est énorme quand son cheminement personnel lui suggère, à un moment donné, de sortir un peu des sentiers battus. Notre éducation nous a appris la douceur, la patience, la générosité; elle nous a appris aussi que le silence est d'or! Alors quand, enfin, nous nous décidons à dire les vraies choses, à élever parfois le ton, à suivre des avenues qui nous intéressent NOUS, est-ce «folies»... parce que cela vient d'une femme en périménopause? Ou est-ce tout simplement, un virage normal qui aurait dû être amorcé beaucoup plus tôt?

8. Quels sont les événements perturbants qui coïncident avec la ménopause?

Les changements dans notre apparence extérieure, tout comme ceux dans notre équilibre interne, coïncident avec le moment même où notre environnement se modifie. Tirés de la vie quotidienne «ordinaire», voici un certain nombre d'événements perturbants qui se concentrent, pour la majorité des femmes — et des hommes aussi —, entre les âges de 45 et 55 ans: départ du foyer d'un ou de plusieurs enfants et... leurs retours sporadiques (seuls ou avec d'autres); décès d'un parent (père ou mère) qui nous propulse au premier rang de la génération; maladie personnelle ou maladie du conjoint; manifestations de la ménopause et de l'andropause; départ ou nouveau départ de la femme vers le travail à l'extérieur; plan de retraite du conjoint; mariage officiel ou officieux d'un enfant et nouvelles relations avec le gendre ou la bru; naissance d'un petit-fils ou d'une petite-fille et nouveau statut de grands-parents; séparation, divorce, veuvage; perte d'un(e) ami(e) proche... Tous ces événements comportant un changement de rôle ou de vie, parfois un transfert forcé qui semble incompatible avec nos attentes, peuvent être facilement qualifiés de stresseurs pour la génération «club sandwich» que nous formons.

9. Quel est l'âge normal de la ménopause?

Si l'âge de la puberté ne prête pas à interprétation, l'âge de la ménopause, lui, est plus ambigu. Actuellement, les menstruations cessent entre 40 et 55 ans, l'âge moyen se situant aux environs de 51 ans. Vers l'âge de 55 ans, on estime que de 90 % à 95 % des femmes sont ménopausées. Certains indices laissent à penser que l'âge de la ménopause a reculé par rapport aux siècles passés, de la même manière que l'âge de la puberté a avancé, et cela, pour des raisons assez claires: meilleure hygiène de vie, alimentation améliorée, système immunitaire plus fort, etc. L'âge de la première menstruation aurait peu d'impact sur l'âge de survenue de la ménopause, par contre l'âge de la mère peut être une bonne piste. Dans des familles, les femmes sont ménopausées tôt; dans d'autres familles, elles le sont plus tard, et on ne sait pas encore pourquoi.

10. Existe-t-il des facteurs spécifiques qui pourraient faire avancer l'âge de la ménopause?

Le tabagisme a une influence certaine: les fumeuses peuvent commencer leur ménopause plus tôt que les non-fumeuses, d'après deux études épidémiologiques américaines, entre autres. Dans certains cas, l'hysté-rectomie et la ligature des trompes semblent aussi influencer l'installation de la ménopause, tout comme un certain nombre de maladies sévères ou d'infections chroniques. En revanche, et pour une raison qu'on ignore, la présence d'un ou de plusieurs fibromes la retarde. Rien de significatif quant au nombre de grossesses et de l'allaitement; d'autre part, la sous-nutrition et le statut économique semblent avoir une incidence, l'âge moyen étant de 45 ans dans certains pays du tiers-monde. Pour ce qui est de la ménopause

dite précoce: au sens médical du terme, une ménopause est précoce avant 40 ans et l'on parle plutôt
d'une défaillance ovarienne. Plusieurs conviendront,
toutefois, qu'avant 45 ans, cela peut être considéré
comme assez prématuré.

11. Quels termes sont utilisés pour décrire cette période de transition?

Préménopause: elle pourrait correspondre à la période d'installation de la ménopause, de un à huit ans
environ. (Lors de la Conférence de consensus qui s'est
tenue à Paris, entre le 11 et le 13 avril 1991, le profes-
seur Leroy-Billiard, du centre hospitalier de Lille,
suggérait de faire disparaître l'appellation de préménopause et de se limiter à celui de périménopause.)

Ménopause: elle existe «officiellement» chez la femme qui n'a pas eu de règles depuis douze mois et
chez qui un test aux progestatifs, poursuivi pendant
dix jours, ne déclenche pas de règles.

Périménopause: c'est la période au cours de laquelle apparaissent les signes endocrinologiques,
biologiques et souvent cliniques, ainsi que la période
d'incertitude d'un an qui suit les règles.

Postménopause: c'est une ménopause confirmée
qui comprend les mois et les années au cours des-
quels il y a adaptation de l'organisme à sa nouvelle
condition hormonale. Au début, disons de un à cinq
ans, près de 80 % des femmes éprouvent, à divers degrés, ce qu'on pourrait appeler les troubles d'adaptation — plus spécifiquement connus — de l'organisme
à sa nouvelle condition hormonale.

12. Que veut-on dire quand on parle d'une ménopause «artificielle»?

Il y a différents types de ménopauses «artificielles», lesquelles se vivent de façon bien différente. Elles surviennent plus abruptement, car le corps ne dispose pas de suffisamment de temps pour s'adapter à une brusque baisse dans la production d'œstrogènes. Une **ménopause médicale** peut être induite par le radiothérapie ou par la chimiothérapie, généralement justifiées par la présence de certaines formes de cancers. Une **ménopause chirurgicale** est la conséquence d'une ovariectomie bilatérale ou ablation complète des deux ovaires.

Chapitre

Le rôle de nos hormones

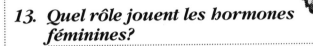

13. Quel rôle jouent les hormones féminines?

Le mot **hormone** provient du grec *hormôn* qui signifie «**exciter**». Les hormones sont des messagères chimiques sécrétées par un organe ou une glande. Libérées dans la circulation générale, elles sont véhiculées par le sang; dans le cas des glandes endocrines, c'est vers l'organe cible qu'elles stimulent pour en assurer le fonctionnement normal. Les hormones, affectant le cycle menstruel et du même coup le processus de la ménopause, proviennent de quatre sources qui travaillent de concert: l'hypothalamus, l'hypophyse, les ovaires et les surrénales. Notre système endocrinien, drôlement bien rodé, est sous le contrôle du cerveau. Le chef d'orchestre en est l'hypothalamus et le premier violon est l'hypophyse. Ce duo stimule l'activité des glandes qui sont sous ses ordres.

14. Pourquoi dit-on que l'hypothalamus fonctionne comme un ordinateur?

L'hypothalamus constitue le centre supérieur: il est, en effet, considéré comme l'ordinateur central de tout le système neuro-végétatif et du système endocrinien. On l'appelle le cerveau atavique ou «archaïque», étant donné qu'il est le siège des instincts primaires, c'est-à-dire qu'il coordonne les fonctions corporelles, telles que la faim, la soif, le sommeil, la température, la procréation, la peur, l'autodéfense, toutes des fonctions nécessaires à la survie; il participe également à l'équilibre psychologique et à la régulation du cycle menstruel.

15. D'où viennent les autres hormones sexuelles et que font-elles?

L'hypophyse, appelée aussi glande pituitaire, a le volume d'une noisette et pèse moins de 1 g; pourtant, elle est considérée comme la glande maîtresse du corps. Elle libère un grand nombre d'hormones dont l'hormone follico-stimulante (**FSH**) et l'hormone lutéinisante (**LH**), contrôlant ainsi plusieurs fonctions corporelles dont la croissance et la reproduction. Chez la femme, les glandes sexuelles ou génitales, ou encore les gonades, sont les ovaires, en forme d'amandes de 4 cm de long et de 2 cm de large, situées de part et d'autre de l'utérus. Leur rôle est double: depuis la puberté, elles produisent la **progestérone ou lutéine** et l'**œstrogène ou folliculine** tout en libérant un ovule chaque mois. À la naissance, les ovaires contiennent plusieurs sacs d'ovules immatures (des follicules). À la puberté plusieurs d'entre eux arrivent à maturité chaque mois, libérant un ovule dans un processus appelé ovulation. De leur côté, l'œstrogène et la progestérone agissent sur la muqueuse utérine, le col, le centre de contrôle de la température corporelle et l'organisme entier pour y entraîner des transformations cycliques.

16. Est-il exact de dire que les glandes surrénales sont une autre autre source d'hormones?

Les glandes surrénales sont deux petites glandes triangulaires d'un poids de 10 à 12 g; elles sont situées au-dessus de chaque rein au niveau de la région lombaire, de part et d'autre de la colonne vertébrale. On les appelle les glandes de l'urgence: elles font le chien de garde vingt-quatre heures sur vingt-quatre. Elles sont surtout connues en raison de l'**adrénaline** (et de la **noradrénaline**) sécrétée par la médullo-surrénale dans les situations stressantes. Elles libèrent aussi d'autres hormones dont l'**œstrogène** et la **testostérone**. Enfin, le tissu adipeux (nos fameuses rondeurs) convertit une autre hormone surrénale en une forme d'œstrogène, appelé **œstrone**.

17. Comment s'activent toutes ces hormones pendant le cycle menstruel?

Toutes ces hormones forment l'**axe hypothalamo-hypophyso-ovarien** et sont intimement liées. Ainsi, l'hypothalamus sécrète ses hormones **LH-RH** qui, relâchées, peuvent stimuler l'hypophyse. À son tour l'hypophyse sécrète ses hormones **FSH** et **LH** stimulant ainsi les ovaires. L'**œstrogène** et la **progestérone** exercent alors une action bloquante sur l'hypothalamus. Ce mécanisme de rétroaction se compare à celui d'un thermostat. Tout comme la température élevée arrête le système de chauffage, les taux élevés d'œstrogènes et de progestérone dans le sang freinent la production d'hormones hypothalamiques et pituitaires. La réduction des hormones LH-RH de l'hypothalamus entraîne une diminution des hormones FSH et LH de l'hypophyse, provoquant du même coup la baisse du taux d'œstrogènes et de progestérone jusqu'à un niveau tel que le système entier est obligé de redémarrer mois après mois, de la puberté à la ménopause (quand, bien entendu, il n'y a pas de fécondation).

18. Que se passe-t-il en périménopause sur le plan hormonal?

En périménopause, c'est un «orage hormonal» qui survient. Dans son ouvrage *Une femme parle aux femmes*, D^{re} Lucienne Lanson décrit ainsi le déséquilibre fonctionnel qui s'établit dans l'axe hypothalamo-hypophyso-ovarien: «Essayez d'imaginer un gigantesque jeu de bascule. Pendant quelque trente-cinq ans, la régularité des cycles menstruels dépendait du jeu de bascule bien synchronisé entre les hormones hypophysaires et les hormones ovariennes. (...) Cependant, lorsque l'activité des ovaires commence à ralentir, au cours des années de ménopause, ce jeu de bascule si bien équilibré se détraque. La quantité d'œstrogènes fabriquée décroît de plus en plus; l'hypophyse réagit en déversant cinq, dix et même cent fois plus de FSH qu'auparavant, dans un effort désespéré pour stimuler ces deux glandes devenues paresseuses. Et avant longtemps, l'hypothalamus s'en trouvera également perturbé.» Les femmes sont de moins en moins fertiles et elles connaissent des changements dans leur cycle et dans le flux menstruel. Elles peuvent aussi éprouver leurs premières bouffées de chaleur.

19. Que se passe-t-il en postménopause sur le plan hormonal?

Tirée du mensuel français *L'impatient* (numéro spécial d'octobre 1991 «Vive la ménopause»), voici l'explication de Marie-Jo Glardon et Martine Laganier, dans l'article «Physiologie: les mystères de l'organisme». «D'abord, pendant une dizaine d'années, l'ovaire continue à produire de l'œstradiol. Ensuite, se crée une curieuse alchimie. Les œstrogènes ne viennent plus des ovaires, mais d'une préhormone fabriquée par les surrénales et transformée en œstrogène par la graisse. Les glandes surrénales assurent à présent la production d'hormones... mâles qui se mettent à circuler en petites quantités dans l'organisme féminin. Ces androgènes se transforment en œstrone (une forme d'œstrogène moins active). Le tissu adipeux est utilisé comme laboratoire; cela suppose que l'œstrone se retrouve en quantité plus importante chez les femmes plus rondelettes. C'est pour cette raison qu'on dit qu'il y a des sources d'**œstrogènes circulants** qui persistent. On pourrait dire qu'il s'agit d'une sorte d'œstrogénothérapie naturelle et spontanée, qui apparaît après la ménopause. Sans se laisser aller à l'obésité, toute rondeur ne doit donc pas, dans les circonstances, être considérée comme une catastrophe. Ces taux d'œstrogènes circulants peuvent varier assez considérablement d'une femme à l'autre. On dit même que, dans certains cas, ils demeurent aussi élevés qu'avant la ménopause.» Cette quantité additionnelle d'œstrogènes aide à mieux absorber le calcium, à conserver des os plus solides et même à diminuer les bouffées de chaleur.

Chapitre

La «préménopause»

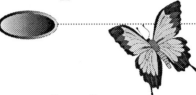

20. Combien de temps dure la «préménopause»?

Même si on tend à ne plus employer le terme «préménopause» disons, entre nous, qu'elle correspondra à la période d'installation de un à huit ans environ, qui précède une ménopause naturelle. Au cours de cette période, l'ovulation devient irrégulière et la sécrétion de progestérone par les ovaires diminue pour disparaître complètement; la production des œstrogènes diminue elle aussi, mais les ovaires persistent, dans bien des cas, à en produire longtemps après la ménopause.

21. Comment se manifeste la «préménopause»?

À partir de l'âge de 40 ans, plus tôt parfois, les ovaires, semblant rester plus sourds aux messages de l'hypophyse, deviennent plus «paresseux». Les fluctuations hormonales entraînent alors des effets qu'on ne pense pas nécessairement à relier à une ménopause qui se dessine à petits ou à gros traits. Physiquement, l'un des signes les plus fréquents est le gonflement qui peut atteindre tout le corps: ballonnement de l'abdomen, jambes lourdes, mains enflées, visage bouffi, prise de poids, tout cela témoignant d'une importante rétention d'eau. Les seins augmentent de volume, deviennent très sensibles. S'ajoutent maux de tête et migraines... et troubles du caractère. Cette période se distingue par une hyperémotivité et un mal-être diffus, souvent sources de conflits avec l'entourage familial ou professionnel. Anxiété, angoisse, nervosité, impatience, colère, déprime apparemment inexplicables... Peut-on relier ces sentiments au déséquilibre hormonal, c'est-à-dire à une hyperœstrogénie par rapport à une baisse de progestérone (l'hormone qu'on associe à la sérénité)? Ou aux perturbations émotives suscitées par une mi-quarantaine fertile en chambardements de tout ordre? Ou encore, serait-ce LE moment choisi, par les femmes, pour exprimer enfin des choses trop longtemps retenues? Ou tout cela en même temps?

22. Selon certaines sources, la liste de symptômes de «préménopause» ne serait-elle pas encore plus longue?

Un endocrinologue, Guy Abraham, a dressé une liste de plus de 200 symptômes qui peuvent «s'apparenter» aux hormones. Parmi ceux qui pointent en «préménopause» citons: acné au niveau du visage, du cou et du dos; hypertrichose ou développement accéléré de poils au niveau du menton et de la lèvre supérieure; séborrhée, c'est-à-dire peau grasse s'accompagnant parfois de chute de cheveux ou alopécie, souvent accrue par des tensions psychologiques... Difficile de nier que ces problèmes physiologiques, s'ajoutant aux perturbations psychologiques, peuvent bouleverser la vie de personnes jusque-là bien «équilibrées». L'ensemble de ces manifestations reflète les tentatives d'adaptation d'un hypothalamus emballé au stress important induit par les changements hormonaux. Elles ne reflètent pas, au départ, un problème de santé: c'est tout simplement notre corps qui, à sa façon à lui, cherche à s'ajuster à son nouveau statut. Toutefois, la quête d'information sur le sujet n'étant pas toujours facile, plusieurs femmes, restées sur leur appétit, piquent de belles colères, face aux conseils paternalistes prodigués par leur entourage ou par leur médecin. En cherchant un avis médical, elles doivent se méfier de la petite tape sur l'épaule, du sourire condescendant pour la «petite madame» et de... l'ordonnance de tranquillisants!

23. Existe-t-il un lien entre la «préménopause» et le SPM?

Des signes de «préménopause» ressemblent étrangement à ceux qu'on a relevés chez de nombreuses femmes — 77 %, selon les statistiques —, qui souffrent du syndrome prémenstruel (SPM): problèmes d'humeur d'abord, problèmes d'appétit, envies de sucreries auxquels s'ajoutent rétention d'eau, grande fatigue et épisodes dépressifs. La différence, c'est qu'en «préménopause», ils sont plus ou moins permanents... pour un bon bout de temps. Les expériences rapportées par de nombreuses femmes sur un SPM qui s'accentuerait à la fin de la trentaine ou au début de la quarantaine, ainsi que les résultats d'une étude norvégienne, portent à croire que des périodes menstruelles difficiles annonceraient une ménopause difficile. La question reste cependant nébuleuse et des recherches plus approfondies s'imposent.

24. En «préménopause», est-ce qu'on peut devenir enceinte?

En principe, oui! Et cela, aussi longtemps qu'une femme n'est pas ménopausée définitivement, c'est-à-dire au moins douze mois sans être menstruée. Comme cette période «avant» peut s'étendre sur plusieurs mois et même sur plusieurs années, la prudence est de rigueur au cours de cycles souvent erratiques. Le pourcentage de couples stériles augmente avec l'âge: 6 % des couples entre 20 et 24 ans seraient stériles comparativement à 66 % des couples dont la femme est âgée de 40 à 44 ans. Dans ce dernier cas, il en reste tout de même 34 %... de relativement fertiles. La fertilité de la femme est cyclique. Le cycle menstruel le plus courant est de 28 jours, mais les cycles de 21 à 38 jours sont relativement fréquents. Malgré ces différences dans la durée, l'ovulation se produit habituellement 14 jours avant le début des menstruations suivantes. Au début de la périménopause, différentes variations hormonales conduisent à des irrégularités menstruelles: les ovulations n'ont pas lieu ou sont déficientes. Il est donc assez difficile d'être sûre de «ses dates»...

25. Les hormones de la ménopause sont-elles efficaces comme contraceptifs?

Si, par hasard, une femme est sous traitement hormonal sans être ménopausée, ces doses d'œstrogène et de progestérone sont insuffisantes pour empêcher l'ovulation. C'est pourquoi, pour celles qui sont fatiguées des «méthodes», mais qui ne veulent ou ne peuvent plus prendre de risques, recourir au condom comme transition, c'est non seulement efficace comme moyen de contraception, mais aussi comme moyen de protection contre les maladies transmises sexuellement. Les spermicides vaginaux, sous forme de mousses, gelées, crèmes ou suppositoires, peuvent être utilisés seuls; néanmoins, il est de beaucoup préférable de les utiliser en complément avec le condom tout comme avec la cape cervicale ou le diaphragme. Patience! Encore un peu de temps et ce sera la liberté d'esprit et pour plusieurs, peut-être, une plus grande liberté de corps...

Chapitre

La ménopause précoce

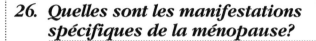

26. *Quelles sont les manifestations spécifiques de la ménopause?*

Les manifestations spécifiques majeures, reconnues médicalement comme étant directement reliées aux fluctuations hormonales, sont: **les modifications du cycle menstruel** c'est-à-dire des changements dans la durée du cycle, dans les types de saignements auxquels peuvent s'ajouter des pertes intermenstruelles; **les bouffées de chaleur et sueurs nocturnes**; **l'amincissement** (mineur ou majeur, selon les personnes et selon le mode de vie) **des muqueuses génito-urinaires**. L'ostéoporose est souvent citée comme constituant un problème relié à la ménopause, mais il faut savoir que la diminution de la densité osseuse est un phénomène qui apparaît AVEC L'ÂGE chez les personnes des deux sexes... Les médecins, en général, assez sensibilisés aux manifestations physiologiques que signale une femme en périménopause peuvent, tour à tour, surévaluer ou sous-évaluer des ennuis d'ordre psychologique.

27. Est-il vrai que certaines femmes n'ont aucun symptôme?

On estime que de 10 % à 15 % des femmes n'ont pratiquement aucun symptôme et bénéficient «d'une ménopause cadeau». D'autre part, on estime aussi que, chez 10 % à 20 % des femmes ménopausées naturellement, les manifestations seront plus sévères et très perturbantes au quotidien; dans plusieurs cas, à la suite d'une ménopause prématurée. Chez les autres femmes, certaines ressentiront des ennuis de faible, moyenne ou forte intensité. Chacune les vivra plus ou moins bien selon les jours, selon les nuits et... selon son degré de tolérance. Pourquoi certaines femmes sont-elles plus affectées que d'autres par les effets du déséquilibre hormonal? À ce jour, c'est encore assez mystérieux...

28. Qu'entend-on par ménopause précoce?

L'âge de la ménopause est variable et on s'accorde sur un âge moyen de 51,4 ans. Si on fait un bref retour dans l'histoire, on apprend que la ménopause s'installait, en moyenne vers l'âge de 40 ans, quatre siècles avant Jésus-Christ, mais déjà vers l'âge de 50 ans au Moyen Âge. Entre 40 et 45 ans, l'appellation de ménopause précoce serait appropriée, qu'elle soit naturelle ou artificielle. Toutefois, quand on parle de ménopause dans la trentaine ou même avant, on penche plutôt vers une «défaillance des ovaires». Des auteurs évaluent à 4 % environ, d'autres à 8 %, le nombre de femmes aux prises avec ce problème avant l'âge de 40 ans.

29. Pourquoi un arrêt précoce des règles survient-il?

Cette situation est souvent «constitutionnelle» ou héréditaire: il est fréquent d'observer plusieurs cas dans une même famille, d'où une probable transmission selon un mode génétique dominant. La ménopause précoce, qui survient entre 38 et 45 ans, toucherait un phénomène héréditaire dans plus de 90 % des cas. Quand il s'agit d'une ménopause ultra-précoce, entre 18 et 30 ans, on cible plutôt des malformations congénitales des ovaires, non génétiques, souvent d'origine chromosomique. Autre hypothèse: ce phénomène pourrait être dû à un épuisement hypophysaire, comme si l'hypophyse n'était plus capable de fabriquer et de stocker des quantités suffisantes de ses hormones qui devraient stimuler les ovaires. Enfin, quoique assez rarement, une ménopause naturelle précoce peut être provoquée par une émotion violente causée par une séparation, un décès, un accident, une maladie grave chez un proche, un viol, une guerre, une catastrophe naturelle...

30. Peut-on relier hystérectomie et ménopause précoce?

Il y aurait lieu de se pencher avec plus d'attention sur les suites d'une hystérectomie au cours de laquelle on aurait conservé les deux ovaires, un seul ovaire ou même une partie d'ovaire. Selon les études, dans le tiers, parfois presque dans la moitié des cas, l'hystérectomie peut mener à une défaillance ovarienne assez rapidement. On soupçonne alors des difficultés d'irrigation sanguine des ovaires. Et défaillance ovarienne signifie début de la ménopause.

31. Les femmes ménopausées prématurément souffrent-elles de troubles plus sévères?

Une ménopause précoce annonce bien souvent que les manifestations de la ménopause seront plus intenses et d'apparition plus brutale. On pense, entre autres, aux bouffées de chaleur et aux sueurs nocturnes, aux modifications de la muqueuse vaginale, à la fatigue intense, aux états dépressifs... Plus les règles cessent tôt avant l'âge «normal» de la ménopause, plus les risques se multiplient. Les ovaires sont la source principale d'œstrogènes: outre l'endomètre, ils stimulent les muqueuses vaginales, ils préviennent la décalcification des os et aident à maintenir le taux de HLD (le bon cholestérol) dans le sang. Donc, possibilité de complications à tous ces niveaux chez les femmes ménopausées prématurément.

Dans les circonstances, inconfort physique et détresse psychologique vont de pair: le coeur, le corps et la tête sont si intimement liés. Tout ce chambardement peut bouleverser sérieusement ces jeunes femmes qui se retrouvent trop souvent isolées et incomprises à cause de leur «statut particulier»...

La ménopause chirurgicale

32. On a longtemps parlé de la «grande opération». Que voulait-on dire?

La «grande opération» c'était aussi «se faire enlever les organes». Le mot **hystérectomie** vient des mots grecs *hystera* qui signifie utérus et *ektome* qui se traduit par excision. Le terme *ektome* s'applique à toutes les interventions chirurgicales qui consistent à enlever un organe. Il existe au moins trois types d'hystérectomie: **partielle ou sub-totale, totale** et **radicale.** La **partielle ou sub-totale,** c'est l'ablation d'une partie seulement de l'utérus, appelée corps de l'utérus, le col restant en place; la **totale,** c'est l'ablation complète de l'utérus; la **radicale,** c'est l'ablation de l'utérus, du col, du tissu cellulaire ainsi que des ganglions lymphatiques qui entourent le col et une partie importante du vagin. Puis on parle d'**ovariectomie** ou ablation des ovaires, ce qui engendre une ménopause immédiate quand on enlève les deux ovaires au complet. Si, en plus, on enlève les trompes de Fallope, il s'agit d'une **salpyngo-ovariectomie.** Enfin, quand c'est l'ablation de l'utérus, des trompes de Fallope et des ovaires, on parle d'une **hystérectomie totale** et d'une **salpingo-ovariectomie bilatérale.**

33. «La grande opération, ce n'est pas si grave, après tout.» Vrai ou faux?

L'hystérectomie n'est pas une opération banale; c'est une opération majeure, même si elle revient dans l'histoire des familles où la mère, la grand-mère, la tante ont toutes subi la «grande opération». Elle comporte son lot de complications, dont la fièvre qui est la plus courante, et on estime qu'une femme sur dix aura besoin d'une transfusion sanguine à la suite d'une hémorragie. Également dans la liste des complications postopératoires possibles: plaie qui s'infecte et saigne; infections urinaires; complications thrombo-emboliques, c'est-à-dire phlébites ou embolies pulmonaires; problèmes intestinaux; apparition de douleur chronique aux ovaires et d'adhérences (formation de tissu cicatriciel)...

34. Quels motifs devraient être invoqués pour procéder à une hystérectomie?

Selon des experts, une hystérectomie ne devrait être pratiquée que pour deux raisons: quand la préservation de l'utérus constitue une menace à la vie (cancer ou encore complication obstétricale qui requiert une hystérectomie d'urgence), ou une menace à la qualité de vie de la femme, plus grande que les dangers encourus lors de l'opération; quand les problèmes et les inconvénients ne peuvent trouver d'autres traitements adéquats. À la suite de décisions douteuses, il est pensable d'affirmer que le tiers au moins des hystérectomies ne sont médicalement pas nécessaires. C'est une excellente raison pour inciter les femmes à exiger une seconde opinion en vue de trouver la solution la moins radicale.

35. Avant d'accepter de passer par le bistouri, quels aspects une femme doit-elle évaluer?

Nous devrions être de plus en plus conscientes que nous avons le droit de TOUT savoir pour mieux soupeser le bien-fondé des raisons invoquées. Voici quelques aspects à évaluer: la gravité des symptômes, la capacité de les supporter, la tolérance face aux inconvénients, l'âge, l'état ménopausique, les risques à long terme, les facteurs concernant le cancer de l'endomètre et des ovaires, l'évaluation d'autres interventions plus conservatrices, la perspective de prendre des hormones à plus ou moins long terme, l'intérêt pour les approches alternatives...

36. Une hystérectomie cache-t-elle des implications psychologiques?

Les conséquences d'ordre psychologique — et sexuel, comme nous le verrons —, sont loin d'être négligeables, et cela, sans compter l'anxiété, les peurs, la fatigue excessive, le manque d'intérêt généralisé, les pensées négatives qui s'installent parfois au cours des six à huit semaines de convalescence et assombrissent bien des paysages. Plane chez certaines une impression d'être mutilée et «incomplète» comme femme. En réalité, l'équilibre corps, cœur et tête dépend de tellement de facteurs qu'il peut s'écouler de six à douze mois avant que l'hystérectomie soit vraiment chose du passé (est-ce possible pour toutes?) même si «la cicatrice est bien belle». Si la déprime, bien souvent remplacée par une véritable dépression, suit une hystérectomie, elle ressemble parfois à celle qui suit un accouchement et on pourrait y associer une source biochimique.

37. Sans utérus, mais avec ses ovaires, comment une femme sait-elle qu'elle est ménopausée?

Il ne peut y avoir de menstruations sans utérus, mais aussi longtemps que les ovaires restent, en principe la production d'œstrogènes et de progestérone se poursuit, et une femme peut envisager une ménopause naturelle. Comme il lui est impossible de se baser sur l'arrêt de ses règles, l'observation de sa courbe de température matinale pendant un mois ou deux peut lui permettre de vérifier si les ovaires fonctionnent toujours. Si oui, au moment de l'ovulation, apparaîtra une montée thermique de cinq ou six dixièmes de degré, appelée décalage thermique, suivie d'une période pendant laquelle la température restera un peu plus haute: c'est un plateau thermique. Si la durée de ce dernier est de dix à douze jours, les ovaires devraient fonctionner normalement. Si la durée en est inférieure, il y a peut-être un manque de progestérone. Si la courbe de température est uniformément basse, les ovaires n'ovulent plus. La ménopause est possiblement apparue. En cas de doute, le dosage hormonal pourra confirmer le diagnostic. Et la survenue de bouffées de chaleur sera bien souvent le premier vrai signe de la ménopause.

38. Les ovaires survivent-ils bien à une hystérectomie?

Quand une femme peut conserver ses ovaires à la suite d'une hystérectomie, elle se sent alors soulagée.

Je ne veux pas être prophète de malheur, mais, comme il a été mentionné précédemment, l'hystérectomie mène à une défaillance ovarienne dans plus du tiers des cas, d'après le D^{re} Vicky Hufnagel (*Pour en finir avec l'hystérectomie*), et dans presque la moitié des cas, selon le Dr Winnifred Cuttler (*Hysterectomy Before and After*). Parce que certains canaux d'irrigation menant aux ovaires ont été endommagés par la chirurgie, les ovaires se retrouvent littéralement isolés. Ils «meurent» tout simplement et surviennent des manifestations d'une ménopause qui s'installe, les mêmes que dans la ménopause naturelle, mais souvent prématurément et plus violemment. C'est pourquoi il faut retenir absolument que l'utérus et les ovaires de la femme, quel que soit son âge, sont des organes importants, autant sur le plan sexuel et psychologique que sur le plan physiologique. Aucun motif arbitraire ne devrait être invoqué pour forcer une femme à signer le formulaire de consentement à une telle intervention chirurgicale.

39. Pourquoi ne doit-on pas faire le sacrifice d'ovaires sains?

Les ovaires sont des petites glandes très précieuses et le déséquilibre hormonal qui suit leur ablation est fort déstabilisant. Après tout, les ovaires continuent de produire, dans bien des cas, une certaine quantité d'œstrogènes sous différentes formes jusqu'à un âge assez avancé, contribuant ainsi au bien-être de la femme et à sa santé en général. Le sacrifice d'ovaires sains ne s'impose que dans fort peu de cas. On peut penser, à titre d'exemple, à certains types de cancer du sein hormono-dépendants où on procède à une ovariectomie dans le but de réduire la stimulation des cellules cancéreuses par l'œstrogène. Le principal sujet de controverse touche les femmes âgées de plus de 40 ans, et encore davantage celles qui ont plus de 45 ans, qui sont fortement invitées à accepter qu'on enlève leurs ovaires, même sains, en même temps que l'utérus, pour éviter un cancer mortel des ovaires. Découvert, en phase trop avancée, ce cancer est très agressif et il est vrai qu'il n'existe, à l'heure actuelle, aucun test de dépistage aussi efficace que peut l'être le test Pap qui décèle bien le cancer du col de l'utérus. Cependant la sonographie transvaginale et le test sanguin CA125 sont parmi les tests de dépistage qui peuvent permettre de meilleurs diagnostics. Le facteur de risque de cancer de l'ovaire se situe quelque part entre 1 sur 100 et 1 sur 70. D'autre part, il faut reconnaître que plus une femme ovariectomisée est jeune, plus elle voit augmenter significativement ses risques de maladies cardiovasculaires et d'ostéoporose. C'est un pensez-y bien, surtout si on n'appartient pas à une famille à risque de cancer des ovaires...

Chapitre

Les bouffées de chaleur

40. *Que sait-on des bouffées de chaleur?*

Techniquement, les bouffées de chaleurs relèvent d'une instabilité vasomotrice, bien identifiée à la ménopause. Une bouffée de chaleur a une durée moyenne de trente à cent vingt secondes. Étonnamment, la température interne du corps reste à peu près égale, et même un peu inférieure à la température habituelle. En temps normal, les vaisseaux sanguins se contractent en réaction au froid et ils se dilatent en réaction au chaud. Il semble qu'une bouffée de chaleur survienne à la suite d'une désinformation émise par des neurotransmetteurs, quelque part au niveau des mécanismes habituels contrôlant la température du corps. Les vaisseaux sanguins, immédiatement sous la surface de la peau, se dilatent et s'élargissent, permettant à un volume plus grand de sang d'affluer à la surface, ce qui rend la peau chaude et rosée ou... rouge. Le corps réagit en suant au niveau du front, du nez, du thorax — mais peu ou pas aux joues ou aux jambes — avant de se refroidir, ce qui fait dire aux femmes qu'elles ont des sueurs froides aussi. Les hypothèses tendent à les associer au déséquilibre hormonal, mais personne ne sait bien encore ce qui se passe vraiment, même si la principale théorie, qui semble assez logique, accuse l'hypo-thalamus et l'hypophyse de ne plus contrôler correc-tement le «système de chauffage» de l'organisme.

41. Quand surviennent les bouffées de chaleur?

Les bouffées de chaleur peuvent apparaître dès les premiers signes d'irrégularité menstruelle; plus sou-vent elles sont signalées dès la fin des règles et sont très présentes au cours de l'année ou des quelques années qui suivent. Certaines femmes en sont affectées quelques semaines, alors que d'autres les subissent durant cinq à dix ans ou même davantage; toutefois, la fréquence et l'intensité devraient dimi-nuer avec le temps, l'organisme s'ajustant peu à peu à un nouvel équilibre hormonal. Les périodes privilé-giées: tôt le matin (entre 6 h et 8 h) et en soirée (entre 18 h et 22 h). Elles peuvent être classées comme légères, modérées ou sévères. Selon les esti-mations, de 65 % à 90 % des femmes les connaîtront; de 15 % à 25 % en subiront fréquemment et les quali-fieront de très sévères; ces dernières semblent affec-ter davantage les femmes qui sont ménopausées «artificiellement». Certaines femmes les devinent par un léger picotement dans les mains ou les pieds ou par un élancement ou une pression dans la tête qui augmente jusqu'à ce que la chaleur se produise. Selon le *Dictionnaire de la médecine* de Larousse: «Elles peuvent se traduire par une rougeur plus ou moins intense de la face et du cou et s'accompagnent sou-vent d'une sensation d'angoisse, d'étouffement et d'une transpiration abondante prédominante à la nuque, au visage et dans le sillon intermammaire.»

Comme pour l'âge de survenue de la ménopause, les bouffées de chaleur ont de fortes chances de suivre le même itinéraire de mère en fille.

42. Pourquoi les bouffées de chaleur se produisent-elles?

On ne sait pas exactement pourquoi des bouffées de chaleur se produisent ni pourquoi certaines femmes en éprouvent et d'autres pas. On sait toutefois que ce phénomène fait partie des moyens que le corps a choisis pour s'adapter à son nouveau taux hormonal. Elles semblent imputables, non pas à la baisse des taux hormonaux, mais plutôt à la variation de ces taux dans un sens ou dans un autre. Chez celles qui ont froid plutôt que chaud, la théorie du «système de chauffage» en déroute semble également appropriée. Chez la plupart des femmes, les bouffées de chaleur laissent du répit, une fois la période d'adaptation terminée.

43. Pourquoi certaines femmes seraient-elles moins affectées par les bouffées de chaleur?

Certaines femmes, un peu plus grasses, tendent à conserver un taux d'œstrogènes plus élevé, ce qui leur permettrait d'en être exemptées en bonne partie. D'un autre côté, celles qui seraient davantage ciblées sont celles qui ont eu leur premier enfant relativement jeunes; qui ont eu un certain nombre d'avortements; qui se plaignent de migraines; qui rougissent facilement; qui font peu d'exercice physique. Géographiquement, on note aussi une discrimination apparente: 60 % des femmes occidentales

43

subissent des variations thermiques comparativement à environ 10 % chez les Japonaises, par exemple, ou à peu près pas chez les femmes de Nouvelle-Guinée (Gillet, 1991).

44. Quels éléments pourraient déclencher les bouffées de chaleur?

Oui, il est possible d'éliminer certaines sources de désagréments au quotidien. Les situations stressantes en sont, comme peut l'être toute excitation issue du rire ou d'une conversation. Le chocolat, le sel, les aliments épicés ou l'alcool, le tabac et la caféine comptent également parmi les éléments déclencheurs. En plus de s'informer, le fait de bien s'analyser joue un rôle important dans la prise en charge de la situation. Donc, petite introspection au programme afin de retrouver un certain confort et une souhaitable sérénité. Les chaleurs se produisent-elles le jour? la nuit? Pourquoi ce matin plutôt qu'hier matin? Qu'est-ce que j'ai bu? mangé? Qu'est-ce que je portais? Quelle était la température ambiante? Étais-je plus énervée? Tenir un journal de bord ou, tout au moins, faire un graphique codé de ses chaleurs peut être extrêmement instructif, si l'on y indique avec précision: la date, l'heure, le déclencheur possible, la durée et l'intensité...

45. Quelles approches médicamenteuses sont privilégiées pour soulager les bouffées de chaleur?

Les bouffées de chaleur occupent une large place dans la problématique de la périménopause, même si on estime que seulement 20 % des femmes nord-américaines s'en jugeraient suffisamment incommodées pour demander un support médical. Les médecins prescrivent généralement des œstrogènes sous différentes formes. Dès le début du traitement hormonal, les utilisatrices disent ressentir un soulagement, et en peu de jours les chaleurs sont éliminées. Mais il n'est pas dit que toutes les chaleurs chez toutes les femmes sont définitivement éliminées. Les femmes qui ont toujours leur utérus reçoivent ordinairement une ordonnance de progestérone à prendre pendant dix à quatorze jours par mois en prévention du cancer de l'endomètre. A la fin d'un traitement hormonal, quel que soit l'âge de la femme, surtout s'il y a cessation abrupte, il peut y avoir un effet «rebond», les bouffées de chaleur réapparaissant parfois avec une intensité surprenante. Il est donc recommandé de le diminuer progressivement, c'est-à-dire sur une période d'au moins trois mois.

46. Outre les hormones, existe-il d'autres médicaments efficaces?

La clodinine, connue sous le nom commercial de Dixarit est une alternative. C'est, en principe, un agent hypotenseur qui s'emploie dans le traitement de l'hypertension artérielle. La compagnie qui la produit en fait aussi la promotion pour le traitement des bouffées de chaleur à la ménopause et pour la prévention des migraines. Néanmoins, il n'a pas d'effet sur les autres symptômes ménopausiques. Parmi les effets secondaires du Dixarit, même pris à faible dose, on mentionne une sécheresse des muqueuses du nez, de la bouche et des yeux, de la constipation, des maux de tête. De plus, tous les médicaments du système nerveux interagissent avec la clodinine (cela suppose que ce n'est pas recommandé pour les personnes à tendance dépressive) comme d'ailleurs avec la plupart des hypotenseurs. Les femmes et les médecins ne s'entendent pas nécessairement sur son efficacité. Il est recommandé de réévaluer les effets de cette médication après trois à six mois. Le Bellergal, qui contient du phénobarbital entre autres, est aussi prescrit à l'occasion, même s'il n'est pas jugé très efficace; à cause de ses effets secondaires et de la dépendance qu'il peut créer, il ne devrait pas être utilisé.

47. Quels moyens les femmes peuvent-elles se donner pour apprivoiser les bouffées de chaleur?

Personne n'est obligé de jouer au martyr... pour se gagner des indulgences! Pour son mieux-être quotidien, il existe des moyens simples à explorer avec un minimum de bonne volonté et d'imagination.

• **Se rafraîchir**: au départ, c'est une bonne idée de porter des vêtements confortables, confectionnés avec des fibres naturelles, en plusieurs couches, qu'on peut aisément enlever aux premiers signes d'une bouffée de chaleur. Puis, au besoin, se passer le visage sous l'eau froide; garder toujours à sa portée un thermos ou un pichet d'eau fraîche; sucer un cube de glace; rafraîchir sa maison à l'aide d'un climatiseur ou d'un ventilateur; disposer tout au moins de petits éventails en papier pour le bureau ou le voyage (sinon de petits éventails à piles); sauter dans la piscine ou aller sous la douche quand l'occasion se présente...

• **Se calmer**: boire beaucoup, mais, précaution élémentaire, éviter les excitants que sont le café, le thé, les colas, l'alcool. Retenir que s'énerver active les bouffées de chaleur, les prolonge même. Quand elles surgissent, si c'est possible, enlever plutôt ses chaussures, déboutonner ou enlever une ou plusieurs couches de vêtements, prendre de bonnes respirations abdominales puis, fermer les yeux et s'imaginer caressée par une douce et agréable brise... Plusieurs femmes explorent et apprécient les effets bénéfiques de la respiration, de la relaxation et de la visualisation...

• **Faire de l'exercice**: l'activité physique régulière pourrait modifier considérablement les désagréments des bouffées de chaleur ainsi que d'autres malaises associés à la ménopause. Ainsi, une étude suédoise avance que les femmes ayant une activité physique régulière et vigoureuse supportent mieux les bouffées de chaleur qui, dans leur cas, seraient rarement très sévères. L'exercice permet également d'augmenter la sécrétion de certaines hormones, telles les endorphines dont on reconnaît les effets calmants sur l'organisme. C'est pourquoi on l'identifie à un «réducteur de stress» et à une excellente solution de rechange au Valium.

48. Que doit-on penser de la vitamine E, du ginseng, des plantes ou de l'huile d'onagre pour soulager les bouffées de chaleur?

• **La vitamine E**: il y a les inconditionnelles, et il y a les sceptiques vis-à-vis de la vitamine E. On lui attribue plus d'un avantage, mais les femmes souffrant d'hypertension, de diabète ou de rhumatisme articulaire aigu doivent s'abstenir. À doses élevées, comme toute vitamine liposoluble (soluble dans les graisses et emmagasinée dans le corps), elle peut être toxique. Celles qui la trouvent efficace — et elles sont assez nombreuses — avouent cependant qu'elles ont dû faire preuve de patience. Contrairement aux œstrogènes qui agissent rapidement, il faut persévérer, les effets n'apparaissant qu'après deux à six semaines d'utilisation. On peut se la procurer sous forme de gélule, préférablement de source naturelle, qu'il convient de prendre en même temps qu'un repas riche en graisse. Le dosage suggéré est de 200 à 400 U.I. quotidiennement, cinq jours sur sept, ou encore trois semaines sur quatre, pour éviter une surcharge du foie.

• **Le ginseng**: le produit originaire d'Orient est recherché, même, si actuellement, celui qui est produit localement est assez populaire. Recommandé pour les hommes autant que pour les femmes, il est une source d'énergie. En cas de fortes bouffées de chaleur, il est conseillé de le prendre à jeun, avant les repas. Pris en association avec la vitamine E, il a un effet synergique, ce qui veut dire que leur effet combiné est supérieur à leur puissance individuelle. En cas d'asthme ou d'emphysème, le ginseng est à éviter.

• **Les plantes**: telles le mélilot, le cyprès, l'aubépine sous forme d'infusion ou de décoction, mais en s'inspirant toujours de principes de prudence face aux allergies possibles ou aux effets toxiques, si consommées en trop grande quantité. La sauge en tisane ou en capsules jouit également de la faveur des femmes ménopausées. Autre suggestion: selon des chercheurs britanniques, ajouter à la diète des quantités modérées de farine de soya, de germes de trèfle rouge et de grains de soya qui sont des produits naturels, riches en phyto-œstrogènes, c'est efficace.

• **L'huile d'onagre**: ce produit assez coûteux contient de l'acide gamma-linoléique qui joue un rôle dans la constriction des vaisseaux sanguins. L'huile d'onagre est recommandée pour soulager les crampes menstruelles, les seins congestionnés et sensibles ainsi que les bouffées de chaleur. La dose proposée est de deux à huit capsules par jour. Peut-être connaissez-vous l'onagre sous le nom de primevère du soir (*evening primrose*)?

49. Peut-on faire confiance à un thérapeute «alternatif»?

La ménopause, en soi, un phénomène normal, pourrait, dans bien des cas, être apprivoisée à l'aide de moyens naturels ou de mesures alternatives. Fondamentale est l'attitude qu'une personne adopte généralement dans les situations problématiques. Plusieurs femmes préfèrent en faire un essai loyal avant de se tourner systématiquement vers les médicaments. Et puis, qui dit que les deux approches ne sont pas compatibles et même complémentaires? En naturopathie, en homéopathie, en phytothérapie, en acupuncture, pour ne nommer que quelques «approches douces», il y a des avenues fort prometteuses, quand on adopte une attitude de consommatrice avertie. Pour être initié(e) correctement à l'une ou l'autre, il est profitable de faire appel à une personne compétente en la matière. Le fait de savoir qu'il ou elle est membre d'une corporation ou d'une association reconnue peut davantage inspirer confiance, tout au moins en regard de sa formation de thérapeute.

Le cycle menstruel en changement

50. Comment reconnaître que, malgré des changements, les saignements menstruels sont toujours normaux en «préménopause»?

Il est impossible de définir un modèle unique de saignements, surtout au cours des années de «préménopause». En général, si les pertes sanguines restent ce qu'elles étaient auparavant ou sont un peu moins importantes, c'est normal. Un saignement qui se produit à intervalles réguliers ou se raréfie, c'est également normal. Dans quelques cas, les règles seront très régulières, puis, un jour, c'est terminé: de 11 % à 12 % des ménopauses s'installent de cette façon assez abrupte; souvent cela se passe après 50 ans. Quand c'est avant cet âge, et que ce n'est pas à la suite d'un choc déclenché par un événement marquant comme un deuil, une maladie, un accident, une grossesse peut être soupçonnée, surtout si les moyens de contraception sont plus ou moins utilisés. Lorsque le test est négatif, c'est une ménopause sans tambour ni trompette!

51. Quand les saignements menstruels deviennent-ils anormaux?

Ce qui peut être considéré comme étant moins «normal», ce sont ces saignements qui se transforment en déluge, ce qui tracasse vraiment. Les hémorragies d'origine fonctionnelle ovarienne, à la suite d'un déséquilibre hormonal, sont dérangeantes, mais pas nécessairement inquiétantes. Par contre, des kystes, des polypes, des fibromes, un cancer peuvent être des sources d'hémorragies utérines, dites organiques. Dans les circonstances, il faut consulter et exiger d'être bien informée sur ce qui se passe, afin d'être en mesure de prendre une décision éclairée, si nécessaire. **En postménopause tardive, toute hémorragie est suspecte et mérite d'être rapportée immédiatement à son médecin.**

52. Quelles sont les causes de ces fluctuations menstruelles?

En «préménopause», le déséquilibre grandissant entre les sécrétions d'œstrogènes et de progestérone engendre une certaine anarchie dans le cycle *auparavant si régulier, presque prévisible, à la minute près*. Rappelons que la longueur d'un cycle joue ordinairement entre 21 et 38 jours. Les premiers signes d'irrégularité peuvent s'annoncer vers la mi-quarantaine; quelquefois avant, quelquefois après. Les ovaires veulent bien s'obstiner à bien faire leur travail chaque mois, et les cycles parfaits qu'ils assurent plusieurs mois de suite démontrent leur bonne volonté. Toutefois, surviennent des ratés qui compliquent l'interprétation des autres types de cycles. Ces variations hormonales et les irrégularités qu'elles entraînent ne devraient pas être considérées comme des saignements utérins dysfonctionnels, symptômes d'une maladie quelconque. D'autre part, il est possible que des troubles thyroïdiens, par exemple, affectent les règles. Enfin, la pilule anticonceptionnelle est tenue pour responsable de certains saignements, tout comme la présence d'un stérilet peut en allonger la durée.

53. Comment les changements menstruels sont-ils signalés en transition ménopausique?

S'il y a des **règles moins abondantes**, les follicules vieillissants produisent moins d'œstrogènes, la paroi de l'endomètre épaissit moins, donc saigne moins. Si **le cycle est plus court**, c'est possiblement dû à la mauvaise qualité de l'ovulation, donc moins de progestérone produite, et les menstruations sont plus précoces. Si **les saignements sont plus prolongés**, ils peuvent être hémorragiques, avec caillots, quand la progestérone n'a pu contrebalancer l'effet des œstrogènes. Si **les saignements sont erratiques**, c'est que le taux de progestérone ne permet pas à la muqueuse utérine de se désintégrer complètement. Si **les règles retardent**, c'est qu'arrive **un cycle sans ovulation** où l'estrogène stimule le développement de l'endomètre, même en l'absence de follicule, donc pas de corps jaune et pas de progestérone; l'endomètre surdéveloppé devient extrêmement épais et fragile à la fois. Des saignements en retard, généralement plus abondants et plus prolongés, accompagnés de crampes sont associés à un cycle anovulatoire. Si on ne le faisait pas déjà, il serait utile de dresser soigneusement un tableau en y indiquant le début des règles, la quantité du flux sanguin (déluge, abondant, modéré ou faible) et en notant aussi les saignements intermenstruels ainsi que les changements dans la couleur, qui peut passer du rouge au brun, puis du brun au rouge.

54. Que peuvent faire les femmes aux prises avec des saignements abondants?

Des femmes ont réussi à contrôler les saignements abondants en prenant des contraceptifs oraux à faible dosage ou un progestatif; d'autres ont profité d'un peu de répit à l'aide de suppléments de vitamine A, environ 10 000 U.I., deux fois par jour. L'ibuprophen, 400 mg, trois fois par jour, peut, quant à lui, contribuer à réduire les crampes et les saignements. Quant au naproxen, obtenu sur ordonnance, il semble réduire les saignements qui ne sont pas occasionnés par des fibromes. Pour éviter l'anémie qui menace celles qui perdent beaucoup de sang, il est conseillé d'augmenter l'apport de fer dans le régime alimentaire. Comme la vitamine C accroît l'absorption du fer, il est profitable de le prendre avec un verre de jus d'orange, par exemple. Des doses très élevées de fer peuvent être toxiques. Une étude britannique contrôlée a déterminé que l'acupuncture pouvait aussi être efficace dans les circonstances.

55. Que sont ces fibromes souvent associés aux troubles des règles?

On avance que 30 % à 50 % des femmes ont des fibromes, et plusieurs d'entre elles ne le savent même pas. Les fibromes sont des tumeurs bénignes, donc non cancéreuses, qui se développent aux dépens du tissu musculaire de l'utérus, Très, très rarement, on estime, en fait, qu'une femme sur 150 000 peut se retrouver avec un fibrome malin. Les fibromes se compareraient à des «nœuds» que l'on voit sur le tronc des arbres. De forme plus ou moins arrondie, uniques ou multiples, leur volume varie énormément: tantôt minuscules, tantôt aussi imposants que 10 kg. La cause du fibrome n'est pas clairement élucidée, mais on propose plusieurs hypothèses. On soupçonne un déséquilibre hormonal, tendant vers une hyperœstrogénie, d'en favoriser le développement; par contre, on a pu observer des fibromes chez des femmes n'ayant aucun déséquilibre hormonal. On pense aussi que la prise de poids pourrait prédisposer à la formation des fibromes et qu'une diète plus pauvre en gras pourrait aider à réduire, et même à éliminer un fibrome. Une autre hypothèse prétend qu'il existe un facteur héréditaire: il est assez fréquent de découvrir des fibromes de mère en fille. La majorité des fibromes manifestent leur présence par des saignements: les règles augmentent en abondance et en durée ce qui peut causer de l'anémie après des mois de règles hémorragiques.

56. Quels moyens propose-t-on pour contrôler les saignements occasionnés par des fibromes?

Si le fibrome n'est pas trop gros, le traitement médical, dans un premier temps, consiste en la prise d'un progestatif de synthèse, dix jours par mois, au cours de la période précédant les règles. Celui-ci s'oppose à l'action de l'œstrogène et contrôle, en principe, l'augmentation du fibrome, tout en régularisant les règles. Si les résultats ne sont pas satisfaisants, on tentera, dans un deuxième temps, de normaliser la situation par un curetage de l'utérus. En grattant l'endomètre, qui est le revêtement interne de l'utérus, on enlève l'excroissance dont on fait une biopsie, afin d'y déceler les causes possibles des saignements. Depuis quelques années, on obtient de bons résultats en procédant à l'ablation de l'endomètre, ce qui rend toutefois les femmes stériles. On peut enfin penser à la myomectomie (ablation du ou des fibromes tout en conservant l'utérus); cependant, les chirurgiens n'en sont pas très partisans pour une femme qui approcherait de la ménopause. Ces différentes approches visent à éviter, chaque fois que c'est possible, une hystérectomie. En réussissant à gagner du temps, une femme peut arriver à la ménopause «avec tous ses morceaux». À cette période, les fibromes s'atrophient, régressent ou disparaissent (s'ils n'étaient pas trop gros), étant de moins en moins nourris par les œstrogènes.

57. Existe-t-il des alternatives non médicamenteuses pour réduire les fibromes?

NOTE: Les adeptes des plantes et des vitamines doivent considérer que les besoins et les tolérances d'une personne varient avec son poids, son métabolisme, son âge et son alimentation. Aussi est-il préférable de consulter un(e) thérapeute reconnu(e) ou un médecin familiarisé avec la thérapie nutritionnelle plutôt que de faire de l'autoprescription sans supervision.

De «vrais médecins», des thérapeutes alternatifs et de nombreuses femmes, bien entendu, m'ont mentionné que des produits en phytothérapie, en naturopathie, en homéopathie, associés à une alimentation équilibrée et à une saine hygiène de vie, ont contribué à stabiliser des saignements irréguliers ou trop abondants. Plusieurs plantes, dont la sauge, le cassis, l'églantier, sont reconnues pour leur propriété de régulation menstruelle. L'alchenille, le framboisier, l'églantier, le gingembre, la camomille le sont pour leur propriété de diminution des douleurs menstruelles. On peut les absorber sous forme d'infusion (laisser reposer dix minutes dans l'eau bouillante), sous forme de décoction (faire bouillir pendant dix minutes, puis laisser reposer dix minutes), sous forme de teinture-mère (TM) ou d'huile essentielle (HE). Quelques expériences ont été tentées à l'aide de produits homéopathiques, entre autres, et la masse de fibromes petits ou moyens s'était réduite; même s'il n'y a pas vraiment d'écrits ni d'études pour appuyer ces avancés, des échographies auraient permis de constater une amélioration. Le shiatsu, l'acupuncture, la visualisation et même le sexe-yoga sont également suggérés parmi les techniques efficaces pour améliorer des problèmes d'ordre gynécologique. Une règle de base subsiste en ce qui concerne les fibromes: *wait and see.* Lorsque les symptômes sont sous contrôle et qu'un bon suivi est en place, il est souvent avantageux d'observer et d'attendre...

Chapitre

L'amincissement des muqueuses génito-urinaires

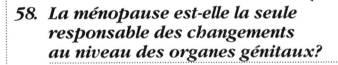

58. La ménopause est-elle la seule responsable des changements au niveau des organes génitaux?

La réduction d'œstrogènes se produisant progressivement, ces modifications génito-urinaires surviennent lentement et deviennent habituellement perceptibles de cinq à dix ans après la ménopause naturelle. Par contre, après une ménopause d'origine médicale ou chirurgicale, elles se produisent parfois dans les six à douze mois suivants, et ces changements physiologiques pourront avoir une incidence sur le plan sexuel. Clairement, disons que si presque tous les tissus, y compris la peau, s'atrophient par tassement ou par amincissement, l'âge est la cause première de ce processus. L'affaissement et la perte d'élasticité ne sont pas associés à la déplétion hormonale; par contre, sont reconnus comme associés, l'amincissement des tissus, le manque de lubrification et la sécheresse. Ainsi se présente le nouveau portrait: le volume de l'utérus et des ovaires diminue au fil des ans, phénomène en soi totalement inapparent. Le vagin se distend plus difficilement que celui de la femme plus jeune et la muqueuse vaginale devient plus sèche et moins élastique, et surtout plus mince. En même temps, extérieurement, les grandes et petites lèvres de la vulve peuvent aussi s'amincir et s'aplatir. En outre, le tissu qui recouvre l'urètre (le canal qui évacue l'urine de la vessie) a tendance à s'amincir et à devenir plus vulnérable aux risques d'infections des voies urinaires telles les cystites.

59. Quelles femmes sont les plus affectées par la sécheresse vaginale?

Ce n'est pas le lot de toutes les femmes: de 20 % à 40 % seraient touchées. Il s'agirait surtout de femmes qui n'ont pas eu d'enfant, qui ont accouché par césarienne, et particulièrement de celles qui n'ont pas de rapports sexuels dans la phase périménopausique et postménopausique. À cet effet, le pr Albert Netter, auteur de *Vaincre sa ménopause,* avance que les hormones œstrogènes et androgènes, contenues dans le sperme, même en faible quantité, ont une efficacité localement.

60. La douleur ressentie lors des relations sexuelles vient-elle de la sécheresse vaginale?

Cette douleur ressentie lors d'une pénétration ou après la pénétration se localise au niveau de la vulve et de l'entrée du vagin, dans le vagin même, ou encore au fond du vagin, au niveau de l'utérus, et elle porte le nom de dyspareunie. Elle peut aller de la simple sensation de sécheresse désagréable jusqu'à la douleur franche qui force à éviter presque tout rapport sexuel «complet». Même si on associe souvent dyspareunie à atrophie vaginale de la ménopause, le problème peut affecter des femmes de tout âge. On accuse généralement la paroi vaginale d'être trop mince, trop sensible et trop peu lubrifiée. La douleur apparaît également après une hystérectomie quand le conduit vaginal n'a pas retrouvé son contour initial, tout comme elle peut être liée à l'endrométriose quand les sièges d'implants endométriaux sont «frappés» par le pénis. Dans une relation de couple, certains problèmes sont dus à l'attitude et au comportement du partenaire masculin dans au moins 25 % des cas, parce qu'il est trop pressé de pénétrer, ou encore parce qu'il éjacule précocement. Une forme de prévention de l'atrophie plaide pour des activités sexuelles régulières seul(e) ou avec d'autres.

61. Quelles approches médicamenteuses sont prescrites pour les problèmes vaginaux?

Pour celles qui sont fortement incommodées par des problèmes vaginaux (sensation de sécheresse et irritations désagréables, douleurs et saignements lors des rapports sexuels, infections à répétition) un traitement hormonal, par voie orale ou locale, sera presque à coup sûr proposé par le médecin afin d'aider à rétablir rapidement la tonicité des muqueuses. Les œstrogènes sont généralement administrés par voie orale; un traitement hormonal par voie vaginale, sous forme de crème, est aussi approprié puisque l'épithélium (les couches internes) vaginal absorbe facilement les produits topiques. Il s'agit d'une crème à base d'œstrogènes, à introduire dans le vagin à l'aide d'un applicateur. Après trois semaines, le problème de dyspareunie — dont l'origine est physique — est habituellement résorbé et un traitement d'entretien suffira. Il est important de rappeler que les œstrogènes contenus dans les préparations vaginales étant absorbés par l'organisme, la prise cyclique d'un progestatif devrait être considérée par les femmes qui ont toujours leur utérus quand le traitement se prolonge. Et si les œstrogènes oraux sont contre-indiqués, leur administration par voie vaginale l'est également.

62. Quelles approches naturelles sont suggérées pour éviter la dyspareunie?

Comme la lubrification se fait plus lente avec l'âge, il serait avantageux pour les deux partenaires de prolonger les caresses et les jeux amoureux au cours des préliminaires. Toutefois, il est indispensable de savoir que, passé la ménopause, certaines femmes supporteront, encore moins qu'avant, une approche maladroite et brusque. Plus particulièrement le clitoris, devenant de plus en plus sensible au fur et à mesure que son enveloppe s'amincit, risque d'être irrité, plutôt qu'excité par des stimulations trop directes. Ceci étant dit, l'incitation à poursuivre une vie sexuelle régulière au fil des années tient toujours. Bien que la réponse sexuelle se fasse plus lente, elle peut demeurer complète et satisfaisante. Pour aider la nature, plusieurs méthodes de lubrification additionnelle sont disponibles sans ordonnance dans les pharmacies, tels des lubrifiants solubles dans l'eau comme KY, Lubafax ou Replens, un nouvel hydratant lubrifiant non hormonal. On peut penser encore à des huiles naturelles telles les huiles d'amande, de carthame, et, en cas d'urgence, n'importe quelle huile végétale. Mais en ce qui concerne la vaseline — ou tout produit à base de pétrole — c'est à déconseiller, puisqu'ils obstruent les muqueuses et sont difficiles à éliminer.

63. Que veut-on dire quand on parle d'une «descente d'organes»?

Un problème subi par les femmes au cours de leur vie et qui reste un peu tabou est certainement celui de la descente des organes du bas-ventre ou pro-lapsus. On l'explique ainsi: le périnée, la région plus musclée entre la vulve et l'anus, fournissant un support essentiel aux organes internes, est moins solide chez la femme que chez l'homme, du fait de la brèche que constitue l'ouverture du vagin vers l'exté-rieur. Le vieillissement qui entraîne une diminution générale de l'élasticité des tissus et des muscles accentue toute fragilité prééxistante de la zone du périnée. La descente du rectum (rectocèle), la des-cente de l'utérus (utérocèle) et la descente de la vessie (cystocèle) sont les types de prolapsus. La descente d'un organe peut longtemps passer inaper-çue. Cependant, la descente de la vessie, détectée facilement à l'examen gynécologique, se manifeste à un certain moment par des ennuis urinaires, variables mais toujours gênants. L'incontinence urinaire se définit comme une perte involontaire d'urine et, dans la majorité des cas, elle est le reflet d'un mauvais fonctionnement musculaire. Elle survient chez les femmes de 35 ans et plus et on estime que 90 % des personnes atteintes sont des femmes.

64. Comment se manifeste l'incontinence urinaire?

Les principaux types en sont: l'incontinence d'urgence et l'incontinence d'effort ou de stress; si elle relève des deux, l'on parle d'incontinence mixte. L'incontinence d'urgence se manifeste chez une personne qui n'a pas le temps de se rendre aux toilettes sans perdre quelques gouttes d'urine, parfois même de grandes quantités; dans ce cas, c'est la vessie qui est malade. L'incontinence d'effort ou de stress, plus courante, survient à la suite d'une simple toux, d'un éternuement, d'un rire; on peut aussi être incommodée par ce problème en soulevant un poids, en faisant de la gymnastique ou même seulement en marchant; dans ce cas, c'est le système de fermeture des sphincters (groupe de muscles entourant l'urètre au niveau de la partie supérieure de la vessie et responsable de la rétention de l'urine jusqu'à ce qu'elle soit éliminée) qui fonctionne mal.

65. Comment éviter les infections urinaires ou encore comment les soigner naturellement?

S'il n'est pas toujours possible d'éviter les infections, des précautions élémentaires peuvent être envisagées pour arriver à renforcer l'organisme et à neutraliser les bactéries. Voici de petits conseils: couper le sucre de la diète et tout ce qui en contient; intégrer dans l'alimentation suffisamment de vitamine A, de vitamine E et de zinc pour maintenir les tissus en bonne condition; éviter d'utiliser les huiles de bain et du savon parfumés; éviter les produits de consommation (chimiques) d'hygiène féminine; éviter les douches vaginales; ne pas porter de vêtements trop serrés car ils empêchent la circulation et la ventilation; porter des sous-vêtements, des bas culottes ou des collants dont l'entre-jambes est en coton; prendre des bains à l'eau salée (1/2 tasse de sel de mer), ce qui calme les démangeaisons, ou encore appliquer une compresse humide, préparée à l'aide d'une cuillerée à soupe d'acide borique dans une tasse d'eau chaude. Une autre recette? De la vitamine E et du sélénium associés à Amphosca, comprimés homéopathiques. La vitamine E et le sélénium sont des anti-oxydants: ils ont une action synergique pour ralentir le processus de vieillissement et le durcissement des tissus. Ces produits peuvent aussi être utilisés en traitement local en cas de sécheresse et/ou de pertes blanches pour lubrifier et défendre les muqueuses génitales contre l'infection. Enfin, à l'issue d'une recherche signalée dans le *New England Journal of Medicine*, des chercheurs rapportaient que le jus de canneberge et le jus de bleuet contiennent un agent chimique qui empêche les bactéries d'adhérer à l'intérieur de la voie urinaire.

66. En quoi consistent les exercices de Kegel? Pourquoi les pratiquer?

Pour renforcer les muscles qui soutiennent la vessie, l'utérus et les intestins, les exercices de Kegel sont une première indication. Les recherches du D' Arnold Kegel, un gynécologue américain, datent de 1948. En plus de renforcer la musculature génito-urinaire dans le cas d'incontinence urinaire, un effet secondaire, et non le moindre, concerne la sexualité. Il est désormais reconnu qu'il est possible d'améliorer le plaisir sexuel en tonifiant ce muscle, souvent un «illustre inconnu», qu'est le pubococcygien. Certains professionnels de la santé recommandent aux femmes de faire des exercices périnéaux dès l'adolescence et tout au long de la vie, afin de prévenir des problèmes gynécologiques et sexuels. La faiblesse de ce muscle entraîne parfois une diminution de sensation et, par le fait même, de plaisir. Des femmes ont même avoué avoir connu l'orgasme pour la première fois après avoir effectué ces exercices. En bref, il s'agit de contracter le vagin, comme si vous vouliez arrêter un écoulement d'urine, retenir, puis relâcher les muscles du périnée. Au départ, il s'agit d'identifier les muscles pubococcygiens. Un bon moyen c'est de s'exercer en allant uriner: commencez, puis arrêtez et retenez quelques secondes. À répéter, deux fois si possible, pendant la miction. L'entraînement débute par deux courtes contractions. Par la suite, contractez lentement pendant que vous comptez 1, 2, 3, 4, 5, tenez pendant cinq secondes et relaxez lentement en recomptant 1, 2, 3. 4, 5. Répétez cet exercice deux fois, puis cinq fois, jusqu'à en faire cinquante par jour. Cinquante exercices de Kegel quotidiennement sont nécessaires pour garder ses muscles en santé. Certains recommandent cent fois, et même plus par jour. Pour ne pas se fatiguer, ils peuvent être faits à différents moments de la journée, et cela, sans que personne ne le remarque. Les annonces publicitaires de la radio et de la télévision, les feux rouges de la circulation, en attendant l'autobus, le métro ou l'ascenseur, autant d'occasions de s'entraîner incognito. Bien familiarisée avec la technique, ce qu'il faut ensuite, c'est de la discipline pour persister...

67. La rééducation périnéale s'adresse-t-elle à toutes les personnes qui souffrent d'incontinence urinaire?

Des personnes souffrant d'incontinence urinaire pourraient avantageusement bénéficier de la rééducation périnéale, basée sur les travaux du Dr Arnold Kegel. Maintenant proposée et défendue par plusieurs urologues, l'électro-stimulation jumelée au biofeedback s'adresse à des femmes bien sélectionnées à la suite d'une évaluation gynécologique complète. Référées en physiothérapie, elles apprendront, au cours d'une série de dix à douze rencontres, des techniques de contractions musculaires. Au début, afin de mesurer la force des muscles pelviens, une sonde, par laquelle passe un courant électrique très faible, est insérée dans le vagin de la femme qui doit alors serrer le plus possible. Cette sonde est reliée à un appareil de biofeedback mesurant l'ampleur des contractions, ce qui concourt à élaborer un programme bien individualisé incluant une part de «devoirs à faire à la maison». En général, le traitement consiste à faire alterner contractions volontaires et contractions de stimulations électriques. Des résultats fort intéressants sont obtenus quand le programme d'exercices est parfaitement suivi autant en clinique qu'à domicile.

En conclusion, pour ce problème d'incontinence urinaire, considéré comme honteux et gardé secret par des restes de pudeur, il y a d'intéressantes pistes à explorer.

Chapitre

9

L'ostéoporose

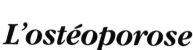

68. Qu'est-ce que l'ostéoporose?

Un rappel d'abord: mon livre *L'ostéoporose comment la prévenir, la soulager*, publié par Édimag en 1995, est une excellente ressource pour compléter la présente information sur le sujet.

Le mot ostéoporose signifie «os poreux». C'est donc une maladie caractérisée par une diminution de la masse osseuse. Tout le monde «perd de l'os» en vieillissant, mais on doit distinguer entre l'ostéopénie, ce changement osseux normal, mettant effectivement en cause le vieillissement et qui n'occasionne pas nécessairement de séquelles, et ce changement osseux marqué, qui augmente d'année en année un déficit osseux critique, considéré comme une maladie, et qu'on appelle ostéoporose. Certaines parties du squelette — dont le poignet, les vertèbres et la hanche — sont alors devenues si fragiles qu'elles subissent des fractures ou sont susceptibles d'en subir, c'est pathologique. C'est un mal silencieux et, dans les premiers stades de la maladie, la personne elle-même ignore qu'elle en est atteinte; les manifestations cliniques de l'ostéoporose sont rarement la douleur. Des douleurs lombaires ou des douleurs dorsales sont dans la majorité des cas dues à l'arthrose ou à l'arthrite. Avec le temps, des douleurs lombaires plus persistantes auxquelles s'ajoutent déformation, courbure, cambrure, scoliose, démarche difficile, fractures au moindre choc seront des manifestations plus évidentes. Une déformation de la colonne vertébrale, appelée communément «la bosse de bison» est une manifestation visible de l'ostéoporose.

69. Est-ce qu'ostéoporose rime avec ménopause?

AVEC L'ÂGE, l'ostéoporose peut toucher les deux sexes et, sans considération d'âge, selon les circonstances, elle peut affecter des astronautes, des personnes sédentaires, des malades longuement alités, des fumeurs, des alcooliques et des anorexiques, entre autres. Parce que l'ostéoporose apparaît généralement après la cinquantaine, le discours médical s'adresse spécialement à la femme ménopausée. *Grosso modo*, l'ostéoporose (à des degrés divers) touche environ une femme sur quatre, mais on en parle comme si toutes les femmes étaient des victimes potentielles. N'y aurait-il pas lieu de multiplier les efforts pour arriver à vraiment dépister celles qui sont les plus vulnérables et développer des stratégies rationnelles de prévention et des traitements efficaces? Il est dommage qu'on n'informe pas davantage les jeunes sur le fait que le squelette atteint son capital génétique maximum avant l'âge de 35 ans et qu'une bonne alimentation, incluant suffisamment de calcium, et de l'exercice régulier sont à la base de la prévention active.

70. Les principaux facteurs de risque d'ostéoporose sont-ils connus?

Les principaux facteurs de risque — qui indiqueraient statistiquement une prédisposition — à l'ostéoporose sont: la race, l'hérédité, l'activité physique réduite, l'alcoolisme et le tabagisme. Cependant, la liste est généralement plus longue. Dans les ouvrages qui traitent du sujet, ces facteurs sont autant d'ordre génétique qu'héréditaire, d'ordre médical qu'environnemental. Les voici:

- sexe féminin
- race blanche et/ou peau claire
- petite ossature/stature
- 50 ans ou plus
- antécédents familiaux d'ostéoporose
- ménopause précoce (naturelle ou chirugicale)
- cycles anovulatoires
- prise de certains médicaments (stéroïdes, hormones thyroïdiennes, anticonvulsants ou anticoagulants).
- maladies telles que des affections intestinales ou maladies thyroïdiennes, troubles rénaux ou hépatiques chroniques
- mode de vie sédentaire et/ou inactivité totale
- tabagisme
- consommation de caféine (3+ tasses par jour)
- consommation d'alcool (2+ verres par jour)
- faible apport de calcium
- carence en vitamine D
- diète chronique ou anorexie
- alimentation trop riche en protéines et en phosphore

71. Quel rôle joue le calcium dans la prévention de l'ostéoporose?

Le corps ne fabrique pas de calcium. S'il en manque, il va le chercher dans les os. La Société de l'ostéoporose, en accord avec Santé et Bien-être Canada, recommande un apport de 800 mg de calcium par jour pour les femmes en périménopause, bien que de nombreux experts aient tendance à suggérer 1000 mg aux femmes sous traitement hormonal et 1400-1500 mg à celles qui ne le sont pas. Les femmes postménopausées, qui ne consomment en moyenne que 500-550 mg dans leur régime quotidien, bénéficieraient d'un ajout par des suppléments où la teneur en calcium élémentaire est bien indiquée, car c'est lui qui fournit le plus grand pourcentage de calcium utilisable. Le carbonate de calcium (Biocal, Caltrate et les antiacides comme Tums) contient 40 % de calcium élémentaire et est le plus populaire; pris avec des aliments, il est mieux absorbé. La seule contre-indication est un trouble du métabolisme du calcium.

72. Pourquoi la vitamine D est-elle si importante?

Calcium et vitamine D vont de pair, car la vitamine D règle l'absorption du calcium par l'intestin, en contrôle l'élimination par les reins et en détermine le prélèvement par les os. Le lait, même le lait 1 % et le lait écrémé, est enrichi de vitamine D, les poissons gras, les huiles de poisson, les crustacés (les sardines, le saumon frais ou en conserve, le maquereau, les crevettes) en sont de bonnes sources, tout comme une exposition normale au soleil, d'où l'appellation populaire de «vitamine soleil». Toutefois, un excès de vitamine D peut être toxique, donc prudence vis-à-vis de la prise de suppléments sans consultation.

73. Le magnésium joue-t-il un rôle lui aussi?

Une partie de magnésium pour deux parties de calcium, voilà qui contribue à maintenir un juste équilibre. Le magnésium se trouve dans plusieurs fruits et légumes (verts et feuillus), dans les pains et céréales à grains entiers. En plus du magnésium, les crudités contiennent du bore, une substance qui favoriserait la rétention du calcium dans l'organisme. Des études préliminaires ont démontré aussi qu'il permettrait de maintenir un taux plus élevé d'œstrogènes circulants. Les meilleures sources de bore sont: les pommes, les poires, les cerises, les raisins, les légumes à feuilles (choux, brocolis) les noix et les légumineuses.

74. Pourquoi recommande-t-on un bon régime alimentaire dans un programme de prévention de l'ostéoporose?

De bonnes recommandations se trouvent dans *Le Guide alimentaire canadien*; il suggère de miser sur la variété dans un menu équilibré qui comprend plusieurs portions quotidiennes de produits laitiers, de fruits et légumes, de produits céréaliers, de viandes et substituts. Le lait et les produits laitiers sont la principale source de calcium; alors, les personnes qui ont des difficultés à digérer le lactose (sucre naturel contenu dans le lait) devraient prendre conseil auprès d'une diététiste, d'un médecin ou d'un pharma-

cien pour arriver à rencontrer leurs besoins quoti-
diens en calcium. En outre, il existe sur le marché le
Lactaid (enzyme de lactase), sous forme de comprimé
ou en liquide, qui pourrait pallier, du moins partiel-
lement, une intolérance au lait. Et on essaie sagement
de diminuer la consommation de viande rouge, de
tabac, d'alcool, de boissons gazeuses et de caféine,
produits néfastes pour l'absorption du calcium.
D'autre part, selon une étude hollandaise, la vitamine
K aurait le privilège de contrer à un taux de 50 % la
perte rapide de calcium chez les femmes post-
ménopausées. Les légumes feuillis verts foncés
comme le brocoli et le chou de Bruxelles en sont des
sources.

75. Comment l'activité physique contribue-t-elle à prévenir l'ostéoporose?

L'activité physique est un déterminant majeur dans la
fixation du calcium dans les os. Toutes les données
actuelles supportent l'hypothèse que l'activité physique peut retarder, peut-être même prévenir, une
diminution de la masse osseuse ou encore aider à sa
reconstitution. Un programme bénéfique est individualisé et surtout équilibré quand il comprend une
juste mesure d'exercices qui font travailler la musculature, assouplissent les articulations, assurent un bon
maintien et augmentent la capacité cardiaque et pul-
monaire. Les personnes âgées de plus de 40 ans qui
envisagent un nouveau départ sont invitées à y aller
progressivement. Un examen physique complet et un
test d'endurance, surtout dans le cas d'ennuis cardiaques ou d'hypertension, devraient précéder le début
de tout programme d'exercices.

76. Quels exercices sont les plus profitables pour prévenir la perte d'os en vieillissant?

Les exercices en position debout, qui mettent en jeu le poids corporel, sont de bons atouts pour combattre l'ostéoporose: la marche, la danse, le ski de randonnée, le patin, le golf, etc. Toutefois, attention aux sports susceptibles d'entraîner des chutes ou qui nécessitent beaucoup de vitesse et/ou des réflexes très rapides. Les spécialistes suggèrent un minimum de trois heures par semaine. D'autre part, des expériences auraient démontré qu'une marche bien rythmée de 4,5 kilomètres, trois fois par semaine, prévient non seulement la décalcification osseuse, mais en arrête aussi la progression. Dans certains cas, le phénomène peut même être inversé. Des exercices comme la natation sont aussi excellents, même si la masse corporelle est supportée par l'eau, car il y a là des avantages certains pour l'ossature des bras et de la colonne vertébrale. Finalement, l'amélioration du sens de l'équilibre constitue un avantage supplémentaire non négligeable.

77. Pourquoi insiste-t-on tellement sur l'importance d'un environnement sécuritaire pour prévenir les chutes?

Les personnes souffrant d'ostéoporose ne subissent pas toutes des fractures et celles qui subissent des fractures ne sont pas toutes atteintes d'ostéoporose. Ceci dit, la maison n'est peut-être pas toujours l'endroit le plus sûr et il est essentiel d'en faire le tour en y portant un regard critique. Des planchers trop cirés, des couloirs sombres et encombrés, des petits tapis non fixés, des escaliers dangereux, des rampes branlantes, des marches extérieures glissantes, des armoires difficilement accessibles, une salle de bains sans accessoires d'appui ne sont que quelques exemples de dangers potentiels de chutes et de fractures à domicile. Pouvons-nous réfléchir aussi sur la prise de médicaments et la consommation d'alcool qui portent des effets secondaires, ou encore sur des interactions non négligeables parfois dans l'histoire d'un accident?

78. Quelles approches médicamenteuses prescrit-on pour traiter l'ostéoporose?

Si les résultats d'un test de dépistage à l'ostéodensitomètre démontrent qu'une femme est vraiment à risque, le médecin proposera sans doute un traitement hormonal si elle ne présente pas de contreindications. Le traitement devrait débuter dans les trois années qui suivent la ménopause et être poursuivi indéfiniment. La Food and Drugs Administration (FDA), aux États-Unis, recommande une dose d'œstrogènes de 0,625 mg par jour. L'administration de progestatifs reste recommandée pour celles qui ont toujours leur utérus. Des études sur les effets de la prise combinée d'œstroprogestatifs ont montré un ralentissement de la perte osseuse et possiblement la diminution du risque de fractures. On peut ajouter que, lors d'une étude qui n'a cependant porté que sur deux ans, on a pu obtenir de bons résultats en proposant 0,3 mg d'œstrogènes, en combinaison avec 1500 mg de calcium quotidiennement. Mais on doit tout de même préciser que, même si les œstrogènes sont présentés comme le meilleur médicament pour reconstituer la masse osseuse, il appert que cela peut nécessiter un dosage d'hormones supérieur à la norme, soutenu par la prise de calcium et un programme vigoureux d'exercices.

79. On parle également de nouveaux médicaments non hormonaux. Quels sont-ils?

Deux bisphosphonates sont présententement sur le marché canadien: Didronel/Didrocal fabriqué par Procter et Gamble et Fosamax par Merck. Didronel/Didrocal s'est révélé satisfaisant pour traiter l'ostéoporose depuis au moins cinq ans d'expérimentation (et sans trop d'effets secondaires); il doit être pris, l'estomac vide, avec un grand verre d'eau préférablement au coucher, ou au moins deux heures après avoir mangé. L'étidronate qu'il contient ralentit le processus de résorption osseuse et prévient les pertes osseuses ultérieures pendant que le calcium concourt à assurer une formation osseuse adéquate. Approuvé depuis 1995, Fosamax aurait, lui, la propriété d'accroître la masse osseuse et de réduire le risque de fracture vertébrale chez les femmes ostéoporotiques. Ce dernier médicament ayant démontré certains effets indésirables sur le système digestif, il est recommandé de le prendre uniquement avec un grand verre d'eau, au moins 30 minutes avant tout autre aliment solide ou liquide, ou tout autre médicament, et il est conseillé de ne pas s'étendre durant cette période. Le fluorure de sodium et la calcitonine sont présentement soumis à des recherches et réservés au traitement des complications de l'ostéoporose au Canada.

Chapitre

Vieillissement de la peau

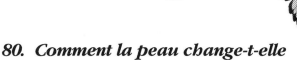

80. Comment la peau change-t-elle en vieillissant?

Je me suis permis d'ajouter ce chapitre — même s'il ne s'insère pas nécessairement dans les manifestations spécifiques de la ménopause — parce que les questions touchant le vieillissement de la peau inquiètent un grand nombre de femmes.

Au tournant de la quarantaine, les cellules de la peau se régénèrent à un rythme plus lent, tout comme les autres cellules de notre corps. Les principales modifications que la peau commence à subir sont une diminution de son hydratation et une diminution substantielle de collagène, qui, avec l'élastine, concourt au soutien de la peau. En additionnant la perte continuelle de mélanocytes (pigments de bronzage de la peau), nous voilà bien vulnérables aux rayons ultra-violets, principalement celles dont les types de peau sont reconnus pour rougir au lieu de bronzer. Et sont encore plus vulnérables les femmes qui oublient que le parfum, l'alcool, le désodorisant peuvent faire apparaître des taches pigmentaires lors d'une exposition au soleil, tout comme le font certains médicaments dont la tétracycline et autres antibiotiques, des tranquillisants, des contraceptifs, des diurétiques. D'autres changements suscitent de l'amertume: les points rouges (angiomes) isolés ou d'autres types de points rouges entourés de ramifications de vaisseaux capillaires dilatés (angiomes stellaires) ou encore toutes ces petites taches brunes de la peau (lentigos) sur l'extérieur des mains, sur les bras ou sur la figure, et qui sont plus visibles en été. Tout cela est, au premier abord, normal et la plupart de ces altérations, si on le désire, peuvent être corrigées par des spécialistes dans le domaine de l'esthétique si l'on prend le temps de bien «magasiner».

81. Quelle influence ont nos hormones sur les tissus?

Plusieurs modifications physiologiques sont dues à des facteurs multiples, et diagnostiquer: «C'est la faute de la ménopause!», c'est trop simple. L'âge est la cause première du processus puisque presque tous les tissus, y compris la peau, en subissent «les outrages». Certaines de ces modifications sont influencées par la diminution hormonale, alors que d'autres n'ont rien à voir avec le système endocrinien. La perte de l'élasticité et l'affaissement ne sont pas dus aux hormones. La sécheresse, le manque de lubrification et l'amincissement des tissus, par contre, sont probablement consécutifs à la baisse hormonale. Lors d'une ménopause naturelle, la production d'œstrogènes baisse progressivement au fil des ans. En revanche, après une ménopause «artificielle», la chute est beaucoup plus rapide et se fait parfois dans les six à douze mois suivants. La peau, les cheveux et le système pileux en général, les seins et la muqueuse de la vulve et du vagin sont des récepteurs hormonaux et une diminution de l'apport d'œstrogènes aura des retombées. Mais ne minimisons pas les autres facteurs que sont l'hérédité, le climat, le tabagisme, l'alcool, le régime alimentaire, la santé globale et surtout le soleil dont le rôle est déterminant sur le vieillissement.

82. Est-ce vrai que les femmes ménopausées sont plus poilues?

À la ménopause, des femmes voient leur pilosité diminuer un peu partout sur le corps, alors que d'autres se plaignent de poils qui apparaissent à des endroits où ils ne s'étaient jamais pointés auparavant. Même si les poils faciaux se présentent en quantité embarrassante, ce n'est pas un signe de masculinisation. Cela indique plutôt un renversement d'équilibre entre les hormones mâles sécrétées par les surrénales et les hormones femelles sécrétées par les ovaires. Certains médicaments pour diminuer l'hypertension, des diurétiques, des antidépresseurs et des tranquillisants ainsi que des médicaments contenant des androgènes, de la progestérone ou de la cortisone concourent à activer la pousse des poils faciaux. Des troubles thyroïdiens peuvent également modifier le métabolisme du corps et affecter la peau, les cheveux et les ongles de plusieurs façons. Une thyroïde hypoactive rend la peau épaisse, rugueuse et sèche, tandis qu'une thyroïde hyperactive cause une atrophie de la peau et une sudation accrue. Pour les poils indésirables au visage, s'armer de patience et se tourner vers des solutions simples comme la pince à épiler ou la cire dépilatoire ou se tourner vers le blanchiment. La solution permanente consiste à consulter une électrolyste compétente.

83. Les œstrogènes sont-ils vraiment la cure contre les rides?

Les rides sont dues, en réalité, à la perte de l'élasticité et à la diminution du tissu sous-cutané. Voici un point de vue qui maintient le doute sur l'efficacité de l'œstrogénothérapie sur les rides, celui du pr Albert Netter, auteur de *Vaincre sa ménopause*: «La peau est un récepteur œstrogénique. Mais attention, il y a peau et peau. La peau génitale, celle des lèvres vulvaires, contient de nombreux récepteurs de l'œstradiol. Ailleurs, la peau n'est pas beaucoup plus réceptive que les autres tissus. (...) Les sinuosités de ce contour (au niveau génital) s'effacent par castration, mais se restaurent, de même que se multiplient les couches épidermiques, si l'on administre de l'œstrogène après une ovariectomie. Néanmoins, cela est vrai chez le sujet jeune castré, et si l'on regarde la peau au microscope. Si l'on considère maintenant la peau, vue à l'œil nu, et à l'âge de la ménopause, il en va tout autrement. (...) En d'autres termes, si l'on prend comme critère de l'âge apparent l'aspect extérieur du visage et du corps, les œstrogènes ne rajeunissent pas.» Signe des temps? La montée spectaculaire des baby-boomers au sein de la population semble un incitatif de taille, autant pour les promoteurs de préparations cosmétiques aux propriétés rajeunissantes «presque miraculeuses» que pour les fabricants d'hormones qui parlent encore de fontaine de jouvence. Quel que soit l'emballage, est-ce la promesse du Bonheur avec un grand B?

84. Comment prolonger naturellement son air de jeunesse?

Primo: commencer la journée avec le sourire qu'une amie comparait à un *lifting* naturel, et essayer d'adopter le rire comme la plus drôle et la plus efficace des thérapies. Secundo: se tourner vers le trio santé: bonne alimentation, sommeil réparateur et exercice régulier. La peau est le reflet de la santé et, s'il y a déséquilibre quelque part, elle l'exprime à sa manière. Comme tout notre organisme, elle a besoin de protéines, d'hydrates de carbone, de graisses, de vitamines et de minéraux, de là l'importance d'un régime équilibré. L'eau est essentielle (de six à huit verres par jour): elle nourrit de l'intérieur et elle hydrate l'épiderme. Le sommeil profond, pour sa part, s'accompagne d'une réparation physique et le sommeil paradoxal, d'une régénération psychique. Essayons donc de prendre le train du sommeil au moment où il passe et de vite faire le vide dans notre esprit... sur un bon matelas. Enfin, nous savons que l'âge n'interdit aucunement l'exercice physique qui permet de véhiculer un apport d'oxygène et des éléments nutritifs jusqu'aux cellules de la peau. Il permet également à la peau d'être hydratée naturellement de l'intérieur en stimulant les glandes sudoripares et sébacées et en drainant en même temps vers l'extérieur toxines et déchets. En prime, un exercice suffisant élèverait la température du corps et favoriserait la production de cellules de collagène. En bref: santé et beauté s'associent et s'assument au quotidien. Et la beauté ne réside-t-elle pas autant dans la vitalité et l'intelligence que dans la jeunesse de la peau et de la silhouette? Comprendre cela, c'est finalement «être bien dans sa peau».

Chapitre

La sexualité

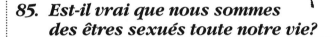

85. Est-il vrai que nous sommes des êtres sexués toute notre vie?

La fin de la vie reproductive chez la femme ne signifie aucunement la fin de sa vie sexuelle. Ce serait vraiment triste... Ce qu'on oublie trop, c'est que la femme, tout comme l'homme, est un être sexué toute sa vie, depuis sa naissance jusqu'à sa mort. Tout notre corps est sexuel: la vue, l'ouïe, l'odorat, le goût et le toucher font partie de notre système sensoriel. La vie sexuelle ne commence pas à la puberté, mais dès la première enfance où elle prend place, étape par étape. La capacité reproductive de la femme diminue avec l'âge et la nature est sage d'en avoir décidé ainsi, mais sa capacité génitale fonctionnelle de 15 à 105 ans reste la même. Cela est beau et bon! Il est donc temps d'abolir ce mythe qui dit que la ménopause est la période de «castration officielle» chez les femmes et qu'après 50 ans, elles deviennent des «purs esprits sans corps». Des préjugés ont été longtemps alimentés — et le sont malheureusement encore trop — sur la perception que la femme mûre, en tant qu'être sexuel, n'est plus un être désirant, pas plus qu'un être désirable.

86. Peut-on enfin parler de désir et de plaisir pour la femme?

Les femmes qui sont aujourd'hui dans la cinquantaine ont atteint l'âge adulte à l'époque où justement la notion de plaisir était bien éteinte par la peur du péché et la honte d'une grossesse hors mariage. Mais, en dépit des normes existantes, il y a eu des femmes dont le corps s'est libéré et dont les langues se sont déliées. On peignait alors, de toutes les couleurs, l'autre versant sexuel, après la ménopause. Souvent négativement: «Une véritable impotence sexuelle, conséquence directe de la ménopause.» Quelquefois plus positivement: «À quel âge, une femme cesse-t-elle d'être tourmentée par la chair? Je ne sais pas, je n'ai que 65 ans!» Les statistiques pleuvent, démontrant ou l'extinction du feu ou, au contraire, l'explosion de nouvelles flambées... Dans les années 60, les sexologues américains Masters et Johnson affirmaient que la ménopause n'altère en rien la capacité orgasmique; puis, à son tour, Sharon Hite, dans *Le Rapport Hite*, confirme la capacité de jouissance des femmes plus âgées. Important: il n'y a aucune règle de normalité quant à la fréquence des rapports. Admettre que le moment qui convient à l'un n'est pas nécessairement celui qui convient à l'autre, tout comme admettre que les petits becs et les caresses ne doivent pas nécessairement conduire à des «rapports complets», cela peut drôlement agrémenter la vie à deux.

87. La libido, est-ce uniquement une affaire d'hormones?

On parle beaucoup de ces femmes qui perdent de l'intérêt à la ménopause, mais que dire de ces autres qui avouent avoir de nouveaux besoins physiques et deviennent plus «sensuelles»? Pour les premières, la ménopause est bien souvent tenue responsable de problèmes... existant déjà depuis un bon moment. Il est vrai que le manque d'intérêt sexuel peut être causé par un taux plus bas de testostérone, mais on doit convenir aussi que le manque d'intérêt sexuel peut être causé par... un manque d'intérêt tout court! Pour les secondes, peut-on présumer qu'une part de leur intérêt sexuel plus prononcé aurait un lien avec leur taux de testostérone? Même s'il se produit des fluctuations à la baisse dans les taux d'œstrogènes et de progestérone, on croit généralement qu'il ne s'en produit pas trop dans les taux de la testostérone qui provient de l'androgène, une hormone mâle que les femmes produisent en petite quantité et qui détermine, d'une certaine façon, l'appétit sexuel.

88. Pourquoi certains problèmes physiques d'ordre sexuel surviennent-ils en périménopause?

On est porté à invoquer des raisons d'origine physiologique pour avancer que le désir diminue avec l'âge et que faire l'amour devient moins agréable. Il est vrai qu'un certain nombre de modifications, plus ou moins subtiles, interviennent au niveau des organes génitaux, à la suite de nouvelles conditions hormonales, ainsi qu'à la suite d'un processus normal de vieillissement. Mais rappelons-nous que tous les changements, qui s'installent progressivement et différemment chez les un(e)s et chez les autres, dépendent en grande partie de la bonne condition physique et sexuelle de chacun(e)... Où les problèmes peuvent-ils encore se loger? Plusieurs femmes hystérectomisées, n'ayant plus d'utérus et de col qui, pour elles, étaient des éléments clés dans l'obtention de l'orgasme, connaîtront une diminution en quantité et en qualité du plaisir sexuel. Et cela est une réalité, bien qu'elle ne fasse pas l'unanimité chez les médecins; en effet, plusieurs minimisent, quand ils ne l'ignorent pas, le rôle de ces contractions utérines lors de l'orgasme. La réponse sexuelle après l'hystérectomie est un aspect important comme vous pourrez en juger un peu plus loin.

89. Quels changements peuvent remarquer la femme et l'homme vieillissants dans leur réponse sexuelle?

Chez la femme: la lubrification commence plus lentement et est moins abondante; l'expansion du vagin peut être moindre; les contractions sont diminuées et la durée de l'orgasme peut être plus courte; la capacité d'avoir des orgasmes multiples n'est pas diminuée mais la phase de résolution est plus rapide et plus discrète. (On pourait ajouter qu'une douleur ou qu'un inconfort peuvent réduire ou anéantir le désir... quand ce n'est pas une bouffée de chaleur qui s'en mêle.) **Chez l'homme**: augmentation du temps avant l'obtention d'une érection, parfois moins ferme et plus difficile à maintenir; à l'occasion, nécessité de stimulations plus directes et plus intenses; les contractions sont diminuées; la force d'éjaculation est moindre tout comme la quantité du liquide séminal; la phase de résolution est aussi plus rapide; la période réfractaire ou de récupération est plus longue; l'apparition possible d'une douleur à la prostate pendant l'expulsion du sperme.

D'autres facteurs: des pathologies comme le diabète ou des troubles ostéo-articulaires, la prise de médicaments (tranquillisants, antihypertenseurs, antidépresseurs, antihistaminiques), la consommation d'alcool et même un repas trop copieux peuvent engendrer des effets négatifs sur le désir et la puissance sexuelle.

90. Comment le couple peut-il composer avec un problème comme la dyspareunie?

Quand on parle de douleur ou d'inconfort lors de la pénétration, on pense généralement à la dyspareunie et on associe souvent celle-ci à atrophie vaginale et à ménopause, comme si c'était obligatoirement LE problème à appréhender. On estime qu'entre 20 % et 40 % des femmes pourraient être affectées à des degrés divers de «symptômes génitaux» à la ménopause. C'est vrai que la paroi vaginale, tout comme le tissu qui recouvre l'urètre, devient plus mince et plus facilement vulnérable, lorsqu'elle est moins alimentée par l'œstrogène. C'est vrai que la lubrification peut prendre plus de temps, tout comme l'érection du partenaire (disons après l'âge de 50 ans) se fait davantage désirer. Alors, pourquoi ne pas apprendre à s'attendre et retourner la situation à l'avantage des deux, en considérant que «même si c'est plus long, ça peut être aussi bon». Le facteur le plus important pour entretenir le désir sexuel et conserver ses organes sexuels dans le meilleur «état de marche» possible, c'est de... pratiquer plus souvent! Pour ce qui est de la dyspareunie, soyons réalistes, la plupart des femmes sexuellement actives (hétérosexuelles) en ont déjà souffert, ou en souffriront, à un moment ou l'autre de leur vie. Quand cette condition s'installe et devient chronique, cela mène aisément à l'anorgasmie. Il peut y avoir de nombreuses causes organiques à ces douleurs, dont les séquelles d'une hystérectomie: brûlure, irritation, picotements, élancements, etc... Une conséquence prévisible: le refus, une voie d'évitement qui est choisie, du moins pour un certain temps... Plus dramatiquement, c'est un non final à la vie sexuelle, quand le climat conjugal n'invite pas au dialogue.

91. Qu'est-ce qui pourrait aggraver davantage la situation?

La sexologue Claire Bouchard décrit ainsi ce qu'elle appelle le principe Hygrade: «Plus une femme a peur, plus elle est tendue, et plus elle est tendue, moins elle est excitée, et moins elle est excitée, moins elle a de lubrification, et moins elle a de lubrification, plus ça frotte et plus ça frotte, plus ça brûle, plus elle a peur, et plus... Et ça continue, comme dans la publicité...» Une femme, quel que soit son âge, n'a rien à gagner à souffrir en silence, semaine après semaine, mois après mois. Pourquoi faire semblant? S'il y a anomalie physique, il y a certainement des solutions en vue. Si aucune anomalie physique n'est diagnostiquée, il y a avantage à chercher plus en profondeur et à associer le conjoint dans la démarche. Si un appel à l'aide extérieure (médecin, psychologue, sexologue) s'impose, quand il reste tant de belles années devant soi, c'est une option qu'on ne doit pas hésiter à examiner.

92. Comment expliquer les hauts et les bas en sexualité?

Si l'on pense aux femmes, il a celles qui sentent augmenter leur excitabilité et leur réponse sexuelle, celles qui restent à un niveau identique; celles aussi qui constatent une diminution progressive et même une extinction brusque du «goût de faire l'amour». Les statistiques varient selon les auteurs et les études. Chose certaine, la sexualité, touchant plusieurs facettes de notre personnalité, implique au fond l'être dans sa totalité. Elle englobe un ensemble de réactions complexes qui augmentent ou diminuent le désir et le plaisir, en réponse à toutes sortes de stimuli. Puisque notre état d'esprit et notre humeur nous influencent, si on détermine que la détente et le laisser-aller sont nécessaires à l'éclosion du plaisir, il est logique de déduire que la fatigue physique, la lassitude, les soucis, l'anxiété, la tendance dépressive peuvent rendre le corps, le cœur et la tête moins disposés et moins sensibles aux ébats sexuels. Les baisses de la libido allant même jusqu'à la frigidité, ne sont souvent aussi que la suite logique d'une vie sexuelle antérieurement insatisfaisante et ennuyeuse. Certain(e)s pourront vivre également, à une période ou à une autre de leur vie — à la suite par exemple, d'une maladie, d'un divorce, d'un veuvage — une période au «neutre» ou de frigidité temporaire, ce qui peut être considéré comme assez normal. Enfin, des principes rigides, qui associent la relation sexuelle exclusivement à la procréation et au cadre du mariage, peuvent également être limitatifs. Et oserait-on ajouter, qu'en 1997 encore, l'impossibilité d'avoir un comportement sexuel adéquat est dû à un manque relatif de «connaissances»? Il y a encore ceux et celles qui croient bien à tort que les activités sexuelles ne sont plus de mise chez les gens qui avancent en âge. Est-ce que parce que les femmes vieillissent dans leur corps qu'elles sont moins belles et parce que les hommes changent dans leur corps qu'ils deviennent moins attirants? le charme et la séduction tout comme l'amour ne se définissent-ils pas de bien des manières?

93. «De la routine naît l'ennui», dit-on. Alors, comment varier le menu sexuel?

Pourquoi ne pas revenir aux petits trucs qui marchaient autrefois? On misait alors sur la sentimentalité, la sensualité, la tendresse (cadeaux, sorties, compliments, surprises). On se manifestait beaucoup de marques d'affection, on était complices et on s'amusait... Les rôles de parents et de conjoints mis en veilleuse, se redécouvrir comme des êtres sexuels, redevenir maîtresse et amant, c'est une merveilleuse aventure à tenter, à n'importe quel âge. Dans ce domaine, comme dans tant d'autres, l'étape est propice à un investissement commun dans la «rénovation». Les placements génèreront certainement des intérêts. Les conditions s'y prêtent bien: la peur d'avoir d'autres enfants n'existe plus et les risques d'être dérangés par ceux qu'on a diminuent... en principe. Pourquoi se limiter à la chambre à coucher et pourquoi toujours se restreindre à la maison? Les horaires sont plus souples, les finances, peut-être moins serrées, l'esprit et le corps, plus libres, pourquoi ne pas partir en «nowhere amoureux» de temps à autre? Dans de nouveaux décors, les tabous sexuels ou le conformisme font souvent place à plus d'audace. Se lire à haute voix les passages suggestifs d'un livre, discuter des thèmes d'émissions de télévision ou de radio à saveur sexuelle après les avoir écoutées ensemble, et même oser choisir à deux des vidéos érotiques sont des pistes nouvelles à explorer. Ces situations permettent, à coup sûr, d'alimenter l'échange verbal, le rire aussi, tout en stimulant l'imagination. On n'est jamais trop vieux pour apprendre et pour expérimenter autre chose. Rappelons tout de même que la réponse sexuelle varie beaucoup d'une fois à l'autre, selon la forme mentale et physique des partenaires, et selon les circonstances.

94. Seul(e) un jour, seul(e) toujours?

Quand on est seul(e), le problème se présente autrement. La solitude, en soi, c'est difficile à apprivoiser. De plus en plus de personnes se retrouvent seules, à la suite d'une séparation, d'un divorce, d'un veuvage, et elles s'ajoutent tous les ans aux «célibataires par choix». Après 50 ans, il est assez difficile de refaire sa vie et de réapprendre «l'art de faire du charme». Faute de pouvoir la vivre, un certain nombre d'entre elles acceptent d'endormir leur sexualité. Par contre, d'autres avouent vivre une grande misère sexuelle et rêvent d'une âme sœur (dotée d'un corps, bien entendu). Un certain nombre de femmes se disent prêtes à tenter l'expérience avec un partenaire plus ou moins «assorti», selon les normes officielles: en choisissant un partenaire plus jeune, par exemple. Comme pis aller, elles se contenteraient d'une vie sexuelle décousue. Mais faire confiance à un nouveau partenaire reste un enjeu difficile en 1997, avec le spectre du sida et des maladies transmises sexuellement. Même avec un besoin viscéral de compagnie, peut-on rester inconscient(e) vis-à-vis des dangers inhérents à une nouvelle relation? D'où l'absolue nécessité de faire preuve d'une prudence élémentaire.

Dans ces conditions, il y a mille et une raisons pour ne pas laisser le condom dans son sac à main ou sur la table de chevet et cela à n'importe quel âge! Première étape franchie avec succès? Bravo! Passons à la suivante: garder les deux pieds sur terre, même si la tête flotte dans les nuages. La vie à deux, nouvelle comme ancienne, ce n'est pas l'extase vingt-quatre heures sur vingt-quatre. C'est encore et toujours les jours à bâtir et les nuits à apprivoiser...

95. Et si une femme trouvait le bonheur en compagnie d'une autre femme?

C'est une réalité à envisager. L'homosexualité existe depuis que le monde est monde et nulle culture n'y a échappé. On sait, cependant, qu'en dépit de la libération des attitudes et de l'assouplissement des lois, persistent toujours des difficultés personnelles et des problèmes sociaux pour les lesbiennes et les gais. C'est ce qui fait que certaines personnes mènent longtemps une vie hétérosexuelle en parallèle avec une vie homosexuelle. Le choix d'une vie homosexuelle se fait à un moment donné... ou ne se fait jamais. Toutefois, il n'est pas si rare de voir des femmes, vers l'âge de 40 ou 50 ans, se décider à vivre leur homosexualité. Elles en ont assez de réprimer leurs tendances naturelles. Quand la passion pointe à l'horizon, la relation qui se vit alors semble merveilleuse en périménopause, selon les résultats d'une étude rapportés dans le *Vermont Psychologist* (automne/hiver 1989-90). Chez la plupart (78 %) des 41 femmes lesbiennes interrogées, âgées de 43 à 68 ans, ont été signalés des changements positifs dans leur vie en général, et dans leur vie sexuelle en particulier.

96. L'auto-érotisme est-il toujours considéré comme tabou?

Voilà un domaine où les valeurs individuelles sont... bien individuelles, donc à respecter. On reconnaît à tous les êtres le droit à leur imaginaire sexuel, à leur jardin secret ainsi qu'à leurs besoins de «décompression». La masturbation demeure un sujet délicat... S'il s'agit de masturbation féminine, c'est encore pire. Nous avons toutes entendu, et cru, du moins un bon moment, que c'était mal. Les unes ont réussi à patienter plus ou moins longtemps, les autres l'ont pratiquée quand même. Aujourd'hui, les unes et les autres se masturbent seules ou en couple, sans doute avec moins de culpabilité. La masturbation ne peut-elle pas être un bon moyen de mieux connaître et d'apprivoiser son corps et de garder ses organes génitaux en bon état de fonctionnement? L'important, au fond, c'est d'être bien avec soi-même et d'évaluer où l'on en est dans notre appréciation du bien et du mal et... du bien-être, tout simplement. Et le fameux vibrateur? Comme disait quelqu'une: «Il a ses avantages: pas de refus à l'horizon, pas besoin de performance, pas de menace de M.T.S., possibilité de libérer les tensions et satisfaction assurée... ou presque.»

97. Que rapportent les études sur la réponse sexuelle après une hystérectomie?

Des données intéressantes contenues dans quatorze études publiées, depuis 1944, sur la réponse sexuelle après une hystérectomie ont été revues par le Dr Leon Zussmann, du département d'obstétrique et gynécologie au Mt Sinaï School of Medicine, et ses collègues de plusieurs grands centres médicaux de la ville de New York. En 1981, cette équipe de chercheurs rapportait les conclusions de leur analyse dans le *Journal of Obstetrics and Gynecology*: «Encore des études récentes, menées au Royaume-Uni, démontrent que chez 33 % des femmes, une baisse dans la réponse sexuelle après l'ablation de l'utérus et des ovaires ou de l'utérus seulement a été observée. La théorie, véhiculée aux États-Unis depuis plus de 30 ans auprès des femmes qui consultent, veut qu'une baisse dans la réponse sexuelle, dans de telles circonstances, ne soit pas fréquente et que, si elle apparaît, c'est psychologique: le problème est «dans la tête». **Les fondements de cette affirmation ont été examinés et ne sont plus jugés acceptables à la lumière des nouvelles connaissances sur la physiologie féminine...**»

98. Quels sont les risques de dysfonction sexuelle après une ovariectomie bilatérale?

Voici d'abord l'extrait d'un article de Siddle and al. publié dans *Fertility and Sterility*, en janvier 1987: «On croit généralement que l'hystérectomie n'a pas de conséquences fâcheuses sur le bon fonctionnement des ovaires conservés... Cependant, un examen attentif de la littérature médicale révèle que, même si chez une majorité de femmes, la fonction ovarienne se poursuit normalement après l'hystérectomie, une minorité très substantielle de femmes expérimentent, en fait, une défaillance prématurée de la fonction ovarienne.» Les données retenues par Siddle and al. leur ont permis d'estimer que, de 25 % à 50 % des femmes hystérectomisées voient leur ménopause avancée de quatre ans en moyenne, à cause d'une diminution dans la production d'œstrogènes. Quant aux risques de dysfonction sexuelle, ils seraient augmentés dans des proportions de 39 % à 46 %, quand les deux ovaires sont enlevés (ovariectomie bilatérale). Cette dysfonction peut s'expliquer, en grande partie, par la perte d'œstrogènes sécrétés par les ovaires, ce qui occasionne une diminution de la lubrification vaginale et un amincissement des muqueuses, et conséquemment des relations sexuelles douloureuses.

99. Le traitement hormonal peut-il améliorer la condition des femmes ovariectomisées?

Les femmes de moins de 50 ans sont particulièrement affectées par une ovariectomie qui provoque des changements brusques et extrêmement perturbants chez plusieurs. Et rappelons qu'à la perte importante d'œstrogènes s'ajoute celle d'hormones mâles, liées plus étroitement à la libido. L'œstrogénothérapie administrée par voie orale, transdermique ou vaginale peut soulager la sécheresse des muqueuses et la pénétration douloureuse, mais n'a pas nécessairement d'effets sur le désir sexuel. D'autre part, plusieurs femmes ne peuvent ou ne veulent pas y recourir, en particulier celles qui souffrent de cancer du sein et celles qui ont une histoire familiale de cancer du sein. Il faut aussi mentionner que le traitement hormonal ne reproduit pas exactement le fonctionnement des ovaires. Depuis un certain temps, il y a un nouvel intérêt pour la prise de testostérone par les femmes, mais il faut rester vigilantes. Si l'on envisage un tel traitement pour ramener la libido et une sensation de mieux-être général, il faut aussi savoir que le dosage est extrêmement difficile à établir. En effet, des effets secondaires «virilisants» à court terme, tels que la voix qui devient plus grave ou une modification de la pilosité sont souvent jugés inacceptables et, à long terme, le risque d'implication de la testostérone dans le développement d'un cancer du sein a été soulevé.

100. En 1996, peut-on accepter que l'on parle d'une «castration» comme d'une intervention de routine?

Un nombre de plus en plus impressionnant de preuves extraites de la littérature médicale devraient inviter le monde médical à une sérieuse remise en question relativement à l'hystérectomie et à l'ovariectomie qui, du moins pendant une certaine période, prenaient pratiquement l'allure d'interventions de routine. Les docteurs Garcia et Cutler dans *Preservation of the Ovary: A Reevaluation* invitent à la réflexion: «Parce que l'ovariectomie et la perte de la contribution en stéroïdes ont une si profonde influence sur plusieurs fonctions de l'organisme, parce qu'elles permettent d'établir un lien entre l'ostéoporose **et parce qu'il n'y a pas de données significatives dans la littérature pour supporter le bien-fondé de l'ovariectomie de routine, l'ablation des ovaires devrait être pratiquée seulement dans les cas où les ovaires sont malades.»** Comme toute intervention chirurgicale, si minime soit-elle, comporte son taux de risque, que dire de celle-ci? N'oublions pas qu'après, c'est la femme qui en supporte les conséquences, bonnes ou mauvaises.

Chapitre

12

L'hormonothérapie

101. *Comment commence l'histoire des hormones?*

Voici, brièvement, l'histoire des trente dernières années. Au milieu des années 60, les femmes post-ménopausées sont fortement encouragées à prendre des œstrogènes pour le reste de leur vie. Le Dʳ Robert A. Wilson dans son livre *Feminine Forever* renforce le modèle «ménopause = maladie de déficience» tout en leur faisant miroiter la fontaine de jouvence et la panacée à tous les maux passés, présents et futurs. Des millions d'Américaines y ont cru et l'œstrogène (incluant la pilule contraceptive) devient l'un des médicaments les plus prescrits aux États-Unis. Au milieu des années 70, le miracle de l'éternelle jeunesse prend un dur coup: les premières études sérieuses démontrent une augmentation significative du cancer de l'endomètre (paroi de l'utérus) ches les utilisatrices d'œstrogènes. Des millions d'Américaines inquiètes — de même que leurs médecins — abandonnent la thérapie. Au cours des années 80, les recherches se sont intensifiées et il en résulte une association de la progestérone à l'œstrogène, ce qui diminue considérablement les risques de cancer de l'endomètre. Un nouvel intérêt naît parallèlement pour l'hormonothérapie qui assure, dit la littérature médicale, une action protectrice contre l'ostéoporose et les maladies cardiovasculaires, et les années 90 promettent des bénéfices additionnels pour améliorer la qualité de vie des femmes. D'autre part, subsistent toujours des questions sur les effets à long terme du traitement et sur ses risques potentiels, en regard du cancer du sein tout particulièrement.

102. Sous quelles formes se présentent actuellement les hormones?

Aujourd'hui, il existe plusieurs préparations hormonales: orales, transdermiques, vaginales et intramusculaires. Parmi les préparations œstrogéniques, on compte la plus ancienne, la Prémarine sous forme orale, et les plus récentes, l'Estraderm et le tout nouveau Vivelle, des timbres transdermiques qui ont l'avantage de prévenir les risques d'atteinte du foie et de la vésicule biliaire. Du côté des progestatifs, le plus connu est le Provéra, un produit synthétique et, depuis 1995, il existe une alternative, le Prométrium qui offre de la progestérone micronisée naturelle, présentant moins d'effets secondaires, mais contre-indiquée pour celles qui sont allergiques aux arachides. L'Estragest, quant à lui, combine œstrogènes et progestérone sous forme de timbre transdermique aussi et peut être utilisé au cours des deux dernières semaines du cycle (Estraderm l'étant pendant les deux premières). On peut disposer également de crèmes vaginales, de suppositoires aux œstrogènes et d'un nouvel anneau vaginal, l'Estring, dont l'usage prolongé n'est cependant pas recommandé. Enfin, les préparations intramusculaires, administrées par injections, sont plus rarement conseillées à cause des risques associés aux effets secondaires qu'elles pourraient générer au cours d'une utilisation prolongée.

103. Quels sont les principaux régimes thérapeutiques?

Ils sont cycliques ou continus. Il s'agissait au départ de mimer le cycle menstruel en prescrivant des œstrogènes seuls, du 1er au 25e jour du mois, et de la progestérone, du 16e jour au 25e jour, à celles qui ont toujours leur utérus. Ce mode d'administration provoque un saignement dit «de retrait», associé à un retour des menstruations, pas nécessairement salué comme bienvenu par un certain nombre de femmes ménopausées. De nouveaux régimes thérapeutiques ont donc été proposés pour éliminer cet inconvénient, par exemple la prise continue d'œstrogènes et d'un progestatif – avec saignements imprévisibles pendant les premiers mois de traitement, mais disparaissant généralement après un an ou moins. Il est évident que, quel que soit le «calendrier», un suivi médical s'impose et l'on doit consulter sans délai si l'on souffre de saignements vaginaux inexpliqués, de douleurs abdominales, de maux de tête sévères, de douleurs aux jambes... Rappelons que les prescriptions appropriées pour les femmes hystérectomisées et à risque élevé d'ostéoporose et/ou de maladies coronariennes peuvent également consister en prise cyclique d'œstrogènes pendant 21 à 25 jours ou en prise continue d'œstrogènes. Dans les deux cas, sans ajout de progestatif.

101

104. Quelles questions chaque femme devrait-elle se poser avant d'entreprendre un traitement hormononal?

Au départ, rappelons que les hormones ne sont pas des pilules miracles (en existe-t-il?) ni LA panacée à tous les maux présents, passés et futurs. En principe, la décision finale revient à chaque femme. Voici donc quelques questions à se poser avant de faire remplir une ordonnance. Pourquoi me prescrit-on des hormones À MOI? Ai-je des prédispositions à l'ostéoporose ou aux maladies cardiaques? Est-ce que je souffre de troubles ménopausiques importants? Ai-je essayé de découvrir des moyens pour mieux vivre cette période de transition? Ai-je réévalué mes habitudes de vie pour être en meilleure forme physique et mentale? Si je suis candidate au traitement hormonal, est-ce qu'on a vérifié si je présentais une ou plusieurs contre-indications? Quels en sont les effets secondaires? Quels seraient le mode d'administration, le dosage prescrit, la durée du traitement; comment serai-je suivie? D'autre part, est-ce que je connais des approches alternatives (naturopathie, phytothérapie, homéopathie, acupuncture, techniques de relaxation...)? Est-ce qu'elles pourraient contribuer à harmoniser et à équilibrer mon énergie? Et surtout: que puis-je faire concrètement pour moi-même, chaque jour, avec ou sans hormones? Pour repérer calmement les approches qui sont les plus susceptibles de vous convenir, pensez à vous tourner vers ce qui est plus accessible présentement et qui répond à vos besoins à vous. S'occuper de soi prend du temps et il faut VRAIMENT VOULOIR se l'accorder quand on a les bons atouts en main.

105. Quel devrait être le protocole médical préalable à une prise de décision?

Avant de proposer une hormonothérapie, à laquelle il existe des indications mais aussi des contre-indications, le médecin doit connaître l'histoire médicale et familiale de sa patiente, ainsi que ses habitudes de vie. Il lui faut procéder à la prise de poids, à la prise de tension artérielle, à un examen physique et gynécologique incluant la palpation des seins et le test Pap. Un bilan sanguin (dans certains cas, le dosage hormonal des FSH et des LH) et une mammographie sont souvent jugés essentiels. Il est parfois indiqué d'effectuer une biopsie de l'endomètre si le médecin soupçonne une hyperplasie, c'est-à-dire une croissance exagérée de l'endomètre. De plus, les risques personnels de chaque femme relativement à l'ostéoporose, aux maladies cardiovasculaires et au cancer du sein doivent être soigneusement évalués. La consultation ne devrait pas se terminer sans que le médecin ait pris le temps de donner des réponses satisfaisantes aux questions. Un premier suivi s'imposerait après trois mois pour vérifier la tension artérielle et la réaction aux médicaments. Si tout est normal, il s'agit ensuite d'être fidèle à la visite annuelle.

106. Quelles sont les principales indications au traitement hormonal?

Il sera surtout utile pour les femmes dont les menstruations ont cessé dans la jeune quarantaine ou avant, pour celles dont les ovaires ont été enlevés chirurgicalement (spécialement avant l'âge normal de la ménopause), pour celles qui souffrent de troubles ménopausiques sévères tels que des bouffées de chaleur particulièrement incommodantes ou un réel inconfort à la suite des modifications du tissu vaginal. S'ajoutent celles qui sont à risque élevé d'ostéoporose et de maladies cardiovasculaires. Il devrait toujours être possible pour chacune, au moment qu'elle jugera opportun, de reconsidérer avec son médecin, dans un climat de confiance et de respect réciproques, les objectifs poursuivis: soulagement à court terme des bouffées de chaleur et de la sécheresse vaginale, ou prévention à long terme de l'ostéoporose et des maladies cardiovasculaires.

107. Quelles sont les principales contre-indications?

Les contre-indications absolues seraient: cancer du sein, cancer des ovaires, de l'endomètre (stade II ou plus avancé); dysfonction hépatique chronique, thrombose vasculaire active, saignements vaginaux inexpliqués; grossesse en cours ou possibilité de grossesse... D'autre part, les contre-indications relatives suivantes devraient être soigneusement évaluées avant de suivre un traitement hormonal — car, répétons-le, chaque femme est unique et chaque décision relève du cas par cas —: phlébites sévères, fibromes, taux de cholestérol élevé, diabète, hypertension, migraines, endométriose, maladie de la vésicule biliaire, obésité, tabagisme. Enfin, une attention particulière devrait être portée à celles qui ont été exposées au DES (le diéthylstilbestrol), un œstrogène synthétique prescrit aux femmes enceintes entre 1941 et 1971 afin de prévenir les fausses-couches...

108. Quels effets secondaires peut avoir la prise d'œstroprogestatifs?

Des symptômes digestifs tels que nausées, vomissements et crampes, augmentation de l'appétit et prise de poids, gonflement et sensibilité excessive des seins, ballonnement et rétention de sodium, migraines, modification des lipides sanguins et syndrome prémenstruel sévère (irritabilité, agressivité, déprime) irritations cutanées (occasionnées par l'application du «patch» chez certaines), acné, saignements, en plus de possiblement aggraver certaines maladies comme l'asthme et l'épilepsie... Même si toutes les femmes qui prennent des hormones ne sont pas victimes de ces désagréments, il est normal qu'elles soient avisées de leur existence. Ils constituent d'ailleurs une raison majeure d'abandon du traitement. Cependant, en discutant avec un médecin «patient», il est souvent possible d'ajuster les traitements après plusieurs essais-erreurs en variant les dosages ou en optant pour un autre type d'hormones.

109. Le monde médical maintient-il que la prise d'hormones devrait s'adresser à toutes les femmes pour toute leur vie?

À Paris, en avril 1991, des spécialistes français, lors d'une Conférence de consensus sur la «médicalisation» de la ménopause, puis un groupe d'experts américains, auteurs d'un important rapport *The*

Menopause, Hormone Therapy, and Women's Health, publié en mai 1992, et enfin la Société des gynécologues et des obstétriciens du Canada, en 1995, ont mis un peu de bémols sur une telle recommandation. Ils incitent désormais les femmes à discuter **individuellement** avec leur médecin traitant et à évaluer **individuellement** le rapport risques-bénéfices, en ce qui concerne l'ostéoporose, les maladies coronariennes et le cancer du sein avant de suivre une hormonothérapie à long terme.

110. Qu'en est-il, finalement, de cette ombre au tableau que présente toujours la question du lien entre le cancer du sein et les hormones?

Après avoir soupesé individuellement les indications, les contre-indications et les effets secondaires des hormones, pointe inévitablement cette ombre au tableau: la question nébuleuse du cancer du sein. Précisons que les œstrogènes ne causent pas le cancer du sein; toutefois, ils ont la propriété de stimuler la croissance de certains types de tumeurs à l'état latent. Selon les résultats d'une étude, publiée en juin 1995, dans le *New England Journal of Medicine*, une hormonothérapie œstrogénique seule ou combinée à la progestérone depuis cinq ans ou plus serait associée à une augmentation du risque de cancer du sein. Cela a fait dire au Dr Isaac Schiff, chef du département de gynécologie au Massachusetts General Hospital: «Les femmes sont confrontées au choix d'augmenter le risque de souffrir d'un cancer du sein dans la soixantaine pour prévenir un infarctus à l'âge de 70 ans ou une fracture de la hanche à 80 ans.» Le débat n'est pas clos et d'autres grandes études américaines sur l'hormonothérapie et la santé des femmes ménopausées sont actuellement en cours. Les résultats sont impatiemment attendus: ceux de HERS (Heart and Estrogen/Progestin Replacement Study) seront publiés en 1999 et ceux de WHI (Women's Health Initiative), en 2004. L'ostéoporose fait également l'objet d'une vaste étude pancanadienne, intitulée Cadmos, d'une durée de cinq ans, qui a débuté en 1995...

Des recherches importantes de Margaret Lock, anthropologue et professeure à l'Université McGill, soulignent qu'une diminution de la production ovarienne d'oestrogènes ne semblent pas toujours induire les mêmes effets. Des différences significatives sont apparues entre des populations distinctes de femmes japonaises et canadiennes entre autres; elles pourraient être associées à une combinaison de variations géniques et hormonales, à l'alimentation, à l'activité physique et à la perception du vieillissement. En gardant à l'esprit l'impact potentiel de toutes ces différences, pouvons-nous isoler aussi étroitement le lien à établir entre le niveau d'oestrogènes et l'ostéoporose et les maladies cardiovasculaires? Et pouvons-nous nous demander pourquoi il y a encore si peu d'investissements dans des études sur les bénéfices de moyens autres que les seules hormones pour supporter les changements auxquels notre corps doit inévitablement s'adapter?

À la prochaine?

*E*t puis, que pensez-vous de la formule et du contenu de ce premier tome? Bien sûr, vous restez sur votre appétit... C'est pourquoi, il devrait y avoir un deuxième tome qui continuera d'explorer d'autres changements physiologiques, moins spécifiques à la ménopause, mais tout aussi présents en vieillissant. Et surtout, nous poursuivrons notre incursion en questionnant ses retombées psychologiques, sociales et familiales ainsi que la relation médecin-patient(e).

Ces échanges contribueront, je l'espère, à situer la ménopause dans une perspective globale. C'est une si importante période de transition que chacune vit, non seulement dans son corps, mais dans sa tête et dans son cœur aussi. Au cours de cette «pause» bien méritée, place à un bilan de santé et à un bilan de vie! Vous ai-je convaincu(e)s de l'importance de jouer un rôle actif dans la prise en charge de votre santé et de votre vie? Ensuite, la ménopause prendra les couleurs que vous voudrez bien lui donner... et croyez-moi, les promesses d'un bel avenir pointent plus que jamais à l'horizon. L'entrain postménopausique dont parle une autre anthropologue, Margaret Mead, existe bel et bien.

Enfin, vous le savez peut-être, ou peut-être pas, mais depuis janvier 1988, je suis rédactrice de la publication *Une véritable amie* qui a réussi à survivre, jusqu'à maintenant, par vents et marées. Ce bulletin de liaison, unique dans le monde francophone depuis 1984, est publié dix fois par année et propose des dossiers exceptionnels. Il poursuit toujours ses grands objectifs: informer, rassurer et permettre l'échange entre les femmes qui veulent dédramatiser et démystifier leur ménopause.

Des renseignements supplémentaires? Pour obtenir un numéro de présentation gratuit, expliquant le mode de fonctionnement d'*UNE VÉRITABLE AMIE* et incluant une liste de numéros disponibles déjà parus, veuillez nous faire parvenir, avec votre demande, une enveloppe-réponse affranchie.

Les publications *UNE VÉRITABLE AMIE* inc.
C.P. 515, Succursale Place du Parc
Montréal (Québec)
H2W 2P1

P.-S.— Au début, si je vous parlais de mon «premier» livre, *La ménopause mieux comprise, mieux vécue*, c'est que deux autres ont suivi: *Son andropause, mieux comprise, mieux vécue* et *L'ostéoporose, comment la prévenir, la soulager*, publiés chez Édimag en 1993 et 1995. Les connaissez-vous? Enfin, je signale que je peux faire parvenir, sur demande, une liste de références bibliographiques.

Glossaire

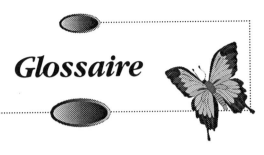

Ablation: action d'enlever un organe, par exemple l'utérus.

Adipeux: tissu où prédominent des cellules remplies d'une matière grasse.

Aménorrhée: absence de saignement menstruel.

Androgènes: nom donné aux hormones mâles; les androgènes sont également présents chez la femme en moindre quantité.

Anémie: diminution au-dessous de la normale du nombre ou de la qualité des globules rouges du sang (ou hématies).

Atrophie: diminution de poids ou de volume d'un tissu, d'un organe ou d'un membre.

Biopsie: prélèvement d'un fragment de tissu ou de tumeur dans l'intention de l'examiner au microscope.

Cancer: nom donné à toutes les tumeurs malignes qui s'étendent rapidement.

Clitoris: petit organe érectile de la vulve, de la grosseur d'un pois, il comprend une tête et un gland qui peut connaître une érection.

Coït: intromission du pénis dans le vagin au cours des relations sexuelles.

Col: partie rétrécie d'un organe; le col de l'utérus est le conduit étroit qui mène de l'utérus à l'extrémité interne du vagin.

Collagène: une protéine complexe qui constitue la substance intercellulaire au niveau de la peau, des tendons, des os, des cartilages et du tissu conjonctif (tissu de soutien de l'organisme).

Contraception: planification des naissances en empêchant la procréation ou régulation des naissances.

Corps jaune: une fois l'ovule expulsé, le follicule de Graaf se transforme en une glande, le corps jaune qui sécrète alors la progestérone.

Curetage (et dilatation): intervention qui consiste à dilater le col de l'utérus puis à râcler et nettoyer les parois de l'endomètre à l'aide d'une curette (cuiller tranchante).

Cycle menstruel: ensemble des phénomènes cycliques qui se produisent tous les mois, de la puberté à la ménopause; il commence le premier jour des menstruations.

Cycle anovulatoire: cycle menstruel où même s'il y a des règles, il n'y a pas d'ovulation.

Dépistage: recherche systématique faite en vue de découvrir la source de certains malaises ou pathologies.

Dyspareunie: douleur et difficulté lors du coït.

Endocrines: glandes sécrétant directement des hormones dans le sang telles les ovaires et les surrénales.

Endomètre: muqueuse interne de l'utérus qui subit des changements à chaque cycle.

Endorphine: subtance naturelle sécrétée par le tissu nerveux et par l'hypophyse dont l'action est analgésique et analogue à celle de la morphine.

Fécondation: union d'un spermatozoïde et d'un ovule mûr, c'est le processus de la conception.

Fibromes utérins: terme désignant une tumeur non cancéreuse, formée de tissu fibreux pur, mais il y a aussi des fibromyomes de l'utérus, formés à la fois de tissu fibreux et musculaire.

Follicules: petits sacs d'ovules immatures contenus dans les ovaires.

FSH: chez la femme, hormone folliculo-stimulante, sécrétée par l'hypophyse chaque mois, stimulant l'ovaire à produire l'oestrogène; elle stimule également le développement de plusieurs follicules dans l'ovaire.

Glandes: tout organe ayant pour fonction d'élaborer certaines substances et de les déverser soit à l'extérieur de l'organisme (glandes exocrines comme les glandes salivaires ou sudoripares) soit dans le sang (glandes endocrines comme le foie ou la thyroïde).

Gonades: glandes génitales, chez les femmes ce sont les ovaires et chez l'homme, les testicules.

Hémorragie intermenstruelle: saignement entre deux cycles menstruels normaux.

Hormones: substances chimiques, agissant comme «messagères», sécrétées par un organe ou une glande et véhiculées dans une autre partie du corps à l'aide de la circulation sanguine pour effectuer une action spécifique.

Hormonothérapie: terme utilisé pour décrire le «traitement» consistant en la prise régulière d'une hormone, l'oestrogène, pour soulager certains troubles de la ménopause. Si l'on y ajoute la prise de progestérone, on parle alors de «traitement hormonal combiné».

Hyperplasie: développement exagéré d'un tissu à cause d'une prolifération excessive de cellules normales.

Hypertension artérielle: une tension artérielle qui s'élève et qui reste au-dessus de la normale. (La plage de tension artérielle dite «normale» doit être déterminée individuellement).

Hypophyse: glande endocrine de la taille d'un pois, considérée comme la glande maîtresse du corps; elle produit et libère, sous les ordres de l'hypothalamus, un grand nombre d'hormones contrôlant plusieurs fonctions corporelles dont la croissance et la reproduction.

Hypothalamus: région du cerveau qui constitue le centre supérieur du système neuro-végétatif et du système endocrinien. C'est «l'ordinateur central» ou le «chef d'orchestre» de l'organisme qui contrôle plusieurs processus vitaux.

Hystérectomie: ablation chirurgicale de l'utérus.

Incontinence urinaire: perte involontaire d'urine.

Kyste: cavité pathologique contenant une substance liquide.

Laparoscope: appareil muni de loupes qui permet de voir et d'examiner les organes à l'intérieur de l'abdomen; il est inséré par une légère incision lors d'un examen appelé laparoscopie

LH: chez la femme, hormone lutéinisante, sécrétée par l'hypophyse, nécessaire pour faire éclater le follicule à l'ovulation: le follicule rompu se transforme ensuite en une glande, appelée corps jaune, qui produit la progestérone.

Libido: énergie, force, pulsion sexuelle ou encore appétit sexuel.

Ménarche: apparition des premières menstruations.

Ménopause: arrêt de l'ovulation et des cycles menstruels donc fin de la capacité de reproduction; une femme est considérée comme «officiellement» ménopausée quand il y a arrêt depuis douze mois consécutifs après la dernière menstruation.

Ménorragie: menstruations anormalement longues et abondantes.

Menstruations: écoulement sanguin d'origine utérine survenant périodiquement chez la femme en âge de procréer.

Muqueuse: membrane qui tapisse les canaux et les cavités internes de l'organisme.

Myomectomie: ablation chirurgicale d'un ou de plusieurs fibromes le plus souvent de l'utérus.

Oedème: infiltration et accumulation de liquides dans les tissus de l'organisme ce qui occasionne un gonflement.

Oestrogènes: hormones sexuelles féminines produites (sous les «ordres» des FSH et des LH) principalement dans les ovaires au cours des années reproductives; folliculine étant un «ancien nom» pour désigner les oestrogènes.

Oestrogènes circulants: hormones produites par transformation des androgènes dans le tissu adipeux. Ces androgènes (hormones mâles) sont sécrétés par les glandes surrénales.

Ostéoporose: maladie caractérisée par une fragilisation, décalcification et raréfaction des os.

Ovaires: glandes génitales de la femme qui produisent les ovules et qui sont la source principale d'oestrogènes et de progestérone.

Ovariectomie: ablation d'un ou des ovaires (partielle ou totale).

Ovulation: libération périodique d'un ovule qui sort de son follicule.

Ovule (ou ovocyte): cellule reproductrice de la femme, née de l'ovaire.

Pap test ou test de Papanicolou: examen microscopique des cellules ou des mucosités provenant d'organes comme le col de l'utérus.

Pénis: organe génital externe de l'homme.

Pubococcygien: muscle qui sert de soutien ou de plancher à la cavité pelvienne et qui soutient les organes du bas-ventre.

Prélèvement: échantillon de produit biologique recueilli pour analyse.

Progestérone: hormone sexuelle féminine sécrétée par le corps jaune pendant les années reproductives de la femme, c'est une hormone importante pour le développement de l'endomètre en vue de l'implantation de l'oeuf fécondé.

Progestatifs, progestine, progestogène: ils désignent à la fois l'hormone naturelle et ses différentes formes synthétiques.

Saignement de retrait: des règles «artificielles» induites par le traitement hormonal et qui ont pour objectif de prévenir la formation de cellules précancéreuses dans l'endomètre.

Salpingo-ovariectomie bilatérale: ablation des trompes de Fallope et des ovaires.

Surrénales: deux petites glandes endocrines situées sur le sommet des reins surtout connues par la production d'adrénaline. Elles libèrent aussi d'autres hormones dont les oestrogènes et la testostérone; de plus le tissu adipeux convertit une autre hormone surrénale en une forme d'oestrogène appelé oestrone.

Syndrome prémenstruel (SPM): divers symptômes physiques et affectifs qui se produisent habituellement au cours de la semaine précédant l'apparition des règles.

Tension artérielle ou pression artérielle: pression sous laquelle circule le sang dans les artères qui sont comme des bandes élastiques qui se contractent et se relâchent afin de garder le sang en circulation dans toutes les parties de l'organisme.

Testostérone: hormone mâle qui est une sécrétion interne du testicule; les femmes en produisent également en moindre quantité.

Thyroïde: glande endocrine, en forme de papillon, située à la partie antérieure du cou.

Trompes de Fallope: les deux tubes reliant les ovaires à la cavité de l'utérus dans laquelle pénètrent les spermatozoïdes destinés à féconder l'ovule et par laquelle l'ovule gagne la cavité utérine s'il a été fécondé.

Utérus: organe génital de la femme (appelé aussi matrice), en forme de poire aplatie, dans le petit bassin; l'ovule fécondé s'y développe jusqu'à l'accouchement.

Urètre: canal conduisant l'urine de la vessie à l'extérieur; chez l'homme, il livre passage à l'urine et au sperme.

Vagin: conduit musculo-muqueux qui fait partie des organes génitaux internes de la femme et qui peut s'agrandir en hauteur et en longueur.

Vitamine: substance indispensable en très petites quantités à la croissance et au bon fonctionnement de l'organisme qui ne peut en faire lui-même la synthèse; leur absence ou leur insuffisance entraîne des troubles graves.

Achevé d'imprimer
en janvier 1997
sur les presses de
Imprimerie H.L.N.

Imprimé au Canada – Printed in Canada